U0259938

肺癌防范

"60岁开始读" 科普教育丛书

上海市学习型社会建设与终身教育促进委员会办公室　指导
上海科普教育促进中心　组编
赵晓刚　编著

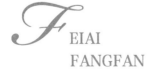

FEIAI

FANGFAN

复旦大学出版社
上海科学技术出版社
上海科学普及出版社

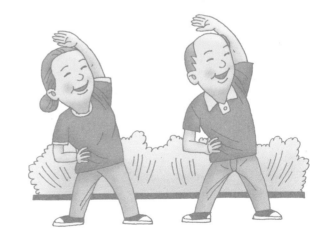

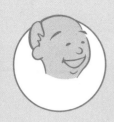

"60 岁开始读"科普教育丛书

编 委 会

总 序

党的十八大提出了"积极发展继续教育，完善终身教育体系，建设学习型社会"的目标要求，在国家实施科技强国战略、上海建设智慧城市和具有全球影响力科创中心的大背景下，科普教育作为终身教育体系的一个重要组成部分，已经成为上海建设学习型城市的迫切需要，也成为更多市民了解科学、掌握科学、运用科学、提升生活质量和生命质量的有效途径。

随着上海人口老龄化态势的加速，如何进一步提高老年市民的科学文化素养，通过学习科普知识提升老年朋友的生活质量，把科普教育作为提高城市文明程度、促进人的终身发展的方式已成为广大老年教育工作者和科普教育工作者共同关注的课题。为此，上海市学习型社会建设与终身教育促进委员会办公室组织开展了老年科普教育等系列活动，而由上海科普教育促进中心组织编写的"60岁开始读"科普教育丛书正是在这样的背景下应运而生的一套老年科普教育读本。

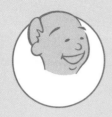

　　"60 岁开始读"科普教育丛书，是一套适合普通市民，尤其是老年朋友阅读的科普书籍，着眼于提高老年朋友的科学素养与健康生活意识和水平。第四套丛书共 5 册，涵盖了中医养老、肺癌防范、生活化学、科技新知、安全出行等方面，内容包括与老年朋友日常生活息息相关的科学常识和生活知识。

　　这套丛书提供的科普知识通俗易懂、可操作性强，能让老年朋友在最短的时间内学会并付诸应用，希望借此可以帮助老年朋友从容跟上时代步伐，分享现代科普成果，了解社会科技生活，促进身心健康，享受生活过程，更自主、更独立地成为信息化社会时尚能干的科技达人。

前 言
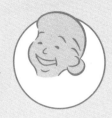

　　中国正在进入老龄化社会，提高老年市民的科学文化素养，提升老年朋友的生活质量，已经成为迫切的社会需要。肺癌发病率高企，严重影响了广大老年朋友的身心健康，有关肺癌防范的科普教育就成为老年朋友的生活需求。正是在这样的背景下，《肺癌防范》一书应运而生。

　　这本书可以让老年朋友在最短的时间内了解肺癌防范的各种知识。本书的特点在于简单明了，深入浅出，通俗易懂，有的放矢，实用具体。书中通过对49个典型问题的解答，从肺癌的发生原因、发展途径、诊断方法、治疗方法、康复方法等，展开全方位的阐述，试图揭开肺癌的神秘面纱，读者可以对肺癌防范的方方面面有个大致了解。

　　本书面对的读者对象为广大老年朋友。书中对肺癌一些新的知识点、临床感悟、诊疗方法也有所体现，是老年人探究肺癌秘密的得力助手。

　　感谢上海市学习型社会建设与终身教育促进委员会办公室、上海科普教育促进中心为老年朋友创造的科普机会，感谢复旦大学出版社、上海科学技术出版社、上海科学普及出版社的大力支持。感谢编委会的各位领导！感谢所有读者的阅读！

　　因时间仓促，难免出现讹误，敬请读者监督指正。

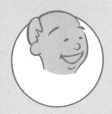

目 录

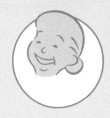

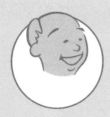

一、肺癌从何而来

随着医学科技的发展,人类对于肺脏的结构及功能也有了深入的认识。肺的主要功能是氧气与二氧化碳在肺内进行气体交换。没有了肺,人类无法呼吸,就会无法生存,缺氧而死。

氧气经由口鼻吸入,从气管到终末细支气管,就好比从大树的根部输送到树枝的末梢,这些只是导气部,不会参与气体交换过程,气管的最末梢构成呼吸部。肺呼吸部的概念就是在这个区域将发生二氧化碳和氧气的气体交换过程,把氧气输送到体内,把二氧化碳排出体外,这是肺脏真正的呼吸区域。

呼吸部是由终末细支气管继续向深处延伸而成,随着渐趋细小,形态发生变化,逐渐出现肺泡,而肺泡恰恰是气体交换的最终区域。成人肺泡有 3 亿～4 亿个,平均直径约为 0.2 毫米,吸气时总面积达 100 平方米,如此宽广的区域为气体交换提供了便利。

气体交换是在肺泡内进行,毛细血管网布满整个肺泡表面,在毛细血管与肺泡紧密接触的地方构成了气血屏障。气血屏障就是指肺泡内氧气与毛细血管内携带有二氧化碳的红细胞间进行气体交换所通过的结构。它包括肺泡表面液体层、I 型肺泡细胞层、肺泡上皮基膜、间质层、毛细血管内皮基膜、内皮细胞层。换句话说,要想实现气体的交换,气体分子必须经过这几层结构,总厚度为 0.2～0.5 微米。这几层结构如果出现问题,就会发生严重的换气功能障碍,例如,呼吸窘迫综合征就是这些结构发生变化,无法进行有效的气体交换。

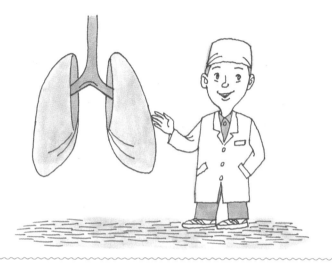

由此可见，人体离不开肺，就像鱼儿离不开鳃是一个道理。呼气与吸气这个与生俱来的动作就是在肺脏完成的，气体交换就是肺脏最重要的功能。肺是维持人类生命的必需器官。

小贴士

中医认为肺居胸中，上通喉咙，开窍于鼻，肺叶白莹，谓为华盖，以覆诸脏，虚如蜂窠，下无透窍，吸之则满，呼之则虚。其主要生理功能是：肺主气，主宣发、肃降；司呼吸，通调水道；朝百脉，助心行血，输精于皮毛，这些都是古人的较深刻认识。

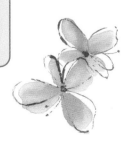

2. 老年人的肺功能有何特点？

一般情况下,在空气、水、食物这些生命要素中,我们可以选择安全的食物和水,而吸进肺的空气似乎由不得我们选择,所以肺很容易受到伤害,很多人特别是老年人会为此患上支气管炎、哮喘、肺结核、肺癌等肺部疾病。因此,增强肺功能、进行肺部保养迫在眉睫。那么,老年人的肺功能都有哪些特点呢？

老年人随着年龄的增大,肺泡壁硬度增加,弹性回缩力下降,张力减退,使其肺活量呈进行性下降。肺和胸壁的变化使老年人肺换气功能发生改变,并导致肺通气或血流的比例失调,呼吸道阻力增加,肺泡壁所含胶原成分增多,呼吸膜的有效面积减少,使其最大通气量随年龄增加而逐渐减少,60 岁时有可能下降到原来水平的一半,而残气量却逐渐增加。另外,由于肺泡面积减少以及老年人肺气肿,也易造成肺部缺氧。

老年人肺功能下降,会造成身体的缺氧,会改变肌体的功能和代谢状态,其结果非常容易诱发多种慢性疾病。例如,肺功能下降导致的缺氧,会引起或加重高血压、心律失常,诱发心肌梗死、脑血栓等一系列疾病,还会引起肺血管收缩引发的肺动脉高压,右心负荷就会加重,日久有可能导致肺心病和右心衰竭;缺氧会直接影响人的神经系统,出现智力和视觉功能紊乱,尤其是对脑组织的损害。脑经常性缺氧后会引发失眠、反应速度下降、记忆力下降、行为异常、痴呆等。

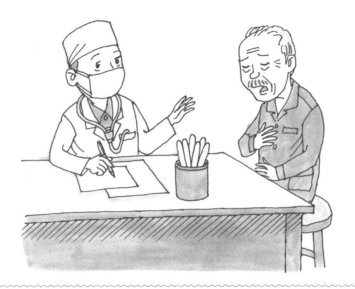

小贴士

老年人各个器官功能都有老化，肺脏也不例外。随着年龄增长，因生理变化、环境污染和肺部疾病的关系，肺的弹性和质地变差，功能也会不同程度地下降。因此，老年人在日常生活中要注意养肺。

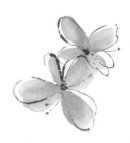

3. 老年人怎样保养自己的肺？

(1) 接种疫苗。60 岁以上的老年人可以选择打肺炎疫苗，有效保护率可达到 85% 以上，保护期为 5 年。此外，每年还应接种一次流感疫苗，尤其是身体差、免疫功能低下，以及平时患有糖尿病、冠心病、慢性呼吸道疾病的老年人，都属于高危人群，有必要接种疫苗。

(2) 感冒及时治。许多人的肺炎是因感冒未及时治疗或治疗不彻底、休息不足引起，所以感冒后一定要休息，咳嗽厉害了一定要就医。尤其是体温有升高的感冒患者特别要注意，这一般是流行性感冒，合并症多，容易继发感染，引起多脏器衰竭。

(3) 多做扩胸运动。应特别注意呼吸系统的锻炼，提倡腹式呼吸法：伸开双臂，尽量扩张胸部，然后用腹部带动来呼吸，能增加肺容量，尤其有利于"慢阻肺"和"肺气肿"患者病情的恢复。不要老待在暖和的地方，要适当受一些冷热的刺激。

(4) 饮食清淡。少吃刺激性食物，尤其是呼吸道感染期间，忌吃辣椒、孜然、芥末，否则不利于炎症的消除。适当多吃些滋阴润肺的食物，如梨、百合、枇杷、莲子、萝卜等，能健脾化痰。吃易消化的食物，当痰多时应停食肉类等油脂含量高的食物。平时养成适量喝水的习惯。

(5) 老人居室应保持清洁。居室要阳光充足，定期消毒，常开窗户。到空气新鲜的场所锻炼和游戏，不要在马路边下棋、打牌，那里的空气污染严重，对肺是极大的威胁。

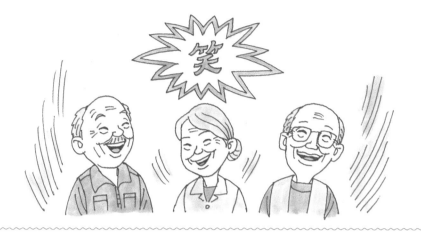

(6) 雾霾天等减少外出。在大风、阴霾天尽量少出门，雾霾中的氢化物、硫化物，沙尘、汽车尾气、厂矿周围的烟雾等，对呼吸道极为有害，即使出门也应尽量戴口罩。

(7) 戒烟。吸烟对肺损害很大，会破坏呼吸道上皮纤毛，这些纤毛是呼吸道的"清道夫"，一旦被破坏，保护作用会差很多。

小贴士

在众多的养肺方法中，笑可能是最"便宜"且有效的一种。尤其对呼吸系统来说，大笑能使肺扩张，人在笑时还会不自觉地进行深呼吸，清理呼吸道，使呼吸通畅，还能扩大肺活量，改善肺功能。

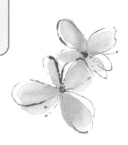

二手烟亦称被动吸烟、环境烟草烟雾，是指由卷烟或其他烟草产品燃烧端释放出的及由吸烟者呼出的烟草烟雾所形成的混合烟雾。它是危害最广泛、最严重的室内空气污染，是全球重大死亡原因之一。有研究指出，二手烟有焦油、氨、尼古丁、悬浮微粒、PM2.5 等超过 4 000 种有害化学物质及数十种致癌物质。

三手烟是指烟民"吞云吐雾"后残留在衣服、墙壁、地毯、家具，甚至头发和皮肤等表面的烟草烟雾残留物。这些残留物可存在几天、几周甚至数月。室内环境下尼古丁接触空气后，可以与常见空气污染物亚硝酸反应形成强大的致癌物，室内亚硝酸主要来自燃气设备。

三手烟在人体细胞内会引起基因突变，从而造成癌症和其他疾病的可能性。这种新产生的危害对孩子伤害更大，但以前没有被认识。虽然不少烟民改变了自己的吸烟习惯，他们或在露天空旷处吸烟，或当家人特别是孩子不在家时吸烟，以免自己的二手烟伤人，但是尼古丁残留物依然会附着在吸烟者的皮肤或衣服上，随吸烟者回到室内后，还是会蔓延到各处。

由于婴幼儿和儿童免疫系统较脆弱，吸入这些有害物质后，有可能引起婴幼儿的呼吸系统问题，特别是患有急性支气管炎、哮喘等的患儿。另外，环境中的烟草残留物，也可能给儿童的神经系统、呼吸系统、循环系统等带来危害。

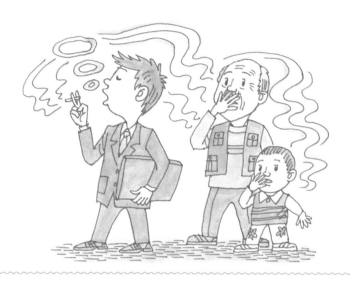

小贴士

（1）烟灰缸放茶叶渣除烟味。茶叶具有很强的吸附作用，能有效吸收香烟味道，对室内空气中颗粒尘埃的吸附作用也很强。将喝剩的茶渣晒干，捏取少许放置在烟灰缸内，就可将香烟里的有害气味和颗粒除去。

（2）橘子皮除烟有奇效。与茶叶功效相仿的还有橘子皮，也是去除屋内或烟灰缸烟味的一个不错选择。可以将橘子皮直接放在烟灰缸里消除室内的烟味。

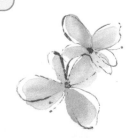

5. 怎样防范烟草、雾霾对人体肺脏的伤害？

随着健康意识的提高，人们也越来越认识到烟草和雾霾对人体肺脏的危害。中医学曾提到"上工不治已病治未病"，防患于未然总好过亡羊补牢。因此，我们在平日里就要有意识地通过一些方法来减轻香烟和雾霾对人体的危害。

（1）不吸烟或戒烟，远离二手烟、三手烟。保证自己少吸烟、不吸烟，远离周围的吸烟人群，防止被动吸烟。烟草产生的烟雾是由 4 000 多种化合物组成的复杂混合物，由存在于气相中的挥发物和存在于颗粒中的半挥发物及非挥发物组成，其中气体占 95%，如氮、氧、一氧化碳、二氧化碳及挥发性亚硝胺等，其中有不少已知的致癌物。据国家卫生计生委 2014 年 12 月 10 日的例行新闻发布会公布的数据，我国每年死于烟草相关疾病的人数达 136.6 万，每年约有 10 万人死于二手烟"暴露"导致的相关疾病。

（2）爱护环境，关注环境，避免雾霾伤害。关注天气情况尤其是 PM2.5 的数值，避免长时间暴露在污染空气中。粒径在 2.5 微米以下的细颗粒物，直径相当于人类头发的 1/10 大小，不易被鼻腔绒毛阻挡。它们被吸入人体后会直接进入支气管，沉淀于肺泡内且基本不能排出，干扰肺部的气体交换，引发包括哮喘、支气管炎和心血管病等方面的疾病。这些颗粒还可以通过支气管和肺泡进入血液，其中的有害气体、重金属等溶解在血液中，对人体健康的伤害更大。因此，在大气严重污染时我们应当尽量减少室外活动，必要时佩戴专业级口罩进行防护。

（3）合理调配饮食，利用好清肺食物。多喝牛奶和绿茶，多吃花菜和胡萝卜，能有效地降低肺癌的发生概率。硒元素是防癌的一种微量元素，如果人体内缺乏硒元素，癌症的发病率就会大大增高。建议经常吸烟的男士日常应该多吃含硒元素丰富的食物，如芝麻、麦芽、大蒜、蛋类、酵母、动物肝脏、肾脏等。美国国家癌症研究所的一项调查报告指出，坚果（杏、核桃、葵花子等）和粗粮等含维生素 E 的食物可使吸烟者得肺癌的发病率降低大约 20%。对于肺内有微小结节者可用海带或者牡蛎煲汤，起到软坚散结的作用。枇杷和梨等水果则具有止咳、化痰、清肺的功效。

（4）定期体检，及时诊治。从目前的疾病发病特征来看，定期体检显得非常重要，传统的胸片已经不能满足诊断的需要，尤其是高龄高危人群，肺部体检最好能做低剂量螺旋 CT 检查，以尽早发现肺部的微小病灶，采取相应的诊疗策略。若有反复不愈的肺部症状，如反复咳嗽、胸痛、痰血等，或发现明显增大的肺部阴影，应及时就诊治疗。

小贴士

有中医专家指出，如有肺部不适症状，可以在医生的指导下指压刺激列缺、内关、合谷等穴位，起到减轻症状、协助戒烟的作用。

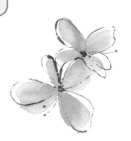

6. 真的有洗肺食物吗？

环境污染对我们的肺有最直接的影响，身处雾霾、二手烟、汽车尾气环境中的人们，希望能及时"清洗"掉肺部的污染物，减少对自身健康的影响。事实上，食物首先进入消化系统被吸收转化，然后才作用于全身，当然不能像我们所期待的那样如"洗脸"般直接清洗肺部，但是通过多种食物的合理搭配，利用其"药食两用"的特点，可以减轻雾霾对健康的负面影响。

中医一向讲究药食同源，很重视通过调节饮食提高人体的抗病能力，因此，通过养肺来达到提高免疫功能的食疗效果是值得肯定的。不过，人们食用时应首先了解清楚这些食物的性味功效。

百合：味甘、微苦，性微寒，归心、肺经，具有养阴润肺、清心安神的功效，以熬粥、煮水饮效果较佳。

梨：是最常见的清肺食物，味甘、微酸，性凉，具有生津润燥、清热化痰等功效，可蒸、煮或制成梨糕。

白萝卜：清肺润喉，生吃效果好，榨汁效果更佳，以痰多、咳嗽者较为适宜。

橄榄：清肺利咽、生津解毒。嗓子痛时，含服些青橄榄，可使咽喉清爽，如与鲜萝卜煎服效果更好。

枇杷：有润肺止渴、下气之功,常制成枇杷膏、枇杷露、枇杷冲剂等,治疗肺热咳嗽(症见咳而气急,痰多色黄质稠,甚或痰中带血,伴有口鼻气粗、口苦咽干或咽痛胸闷等)。

同时,由于人的个体素质差异较大,服用时要根据自身的情况对症选食,而且要注意同时忌食过于辣、咸、腻等食物。以下是几款清肺、润肺、养肺的汤粥,可根据自身情况选择。

(1) 莲子百合羹。莲子、百合干各 15 克,鸡蛋 1 个,白糖适量。将莲子去心,与百合干同放在砂锅内,加适量清水,文火煮至莲子肉烂,再加入鸡蛋、白糖。鸡蛋煮熟后即可食用。可补益脾胃,润肺,宁心安神。

(2) 雪梨银耳汤。雪梨 1 只,水发银耳 30 克,贝母 5 克,白糖适量。将水发银耳去根、杂洗净,撕成小片;将雪梨去皮、去籽,切成多块。将银耳片、雪梨块、贝母、白糖同放入容器中蒸 30～40 分钟,取出即可装盆食用。此汤滋阴清肺、消痰降火。

小贴士

对于吸烟或者经常接触二手烟的朋友,可以多喝茶。因为茶叶中的茶多酚、咖啡碱、维生素 C 等多种成分,可以对这些有毒物质起到分解的作用。同时,茶叶又有利尿的作用,可以帮助促进有毒物质的排出。

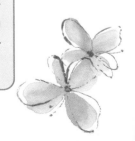

肺癌相当常见，其发病率及死亡率都毋庸置疑地身居恶性肿瘤之首。我们只能用枯燥的数据去证实这个结论。

肺癌每年发病约37.8万：城市男性恶性肿瘤发病第一位的就是肺癌；城市女性恶性肿瘤发病第一位的是乳腺癌，其次为肺癌、肠癌、胃癌和甲状腺癌。在农村地区恶性肿瘤发病中，无论男女，肺癌均为第一高发。

《自然》杂志在2014年发表了肺癌的流行病学调查情况："肺癌是最常见的恶性肿瘤之一，全球肺癌的发病率和死亡率均呈上升态势，尤其在中国等发展中国家。在中国，随着工业化速度加快、环境污染加重、人口老龄化加剧，肺癌的负担日益加重。目前，肺癌已经成为中国城乡位列第一的杀手，而且其发病率、死亡率仍旧在攀升之中。"

据中国肿瘤登记中心的数据显示："2015年中国新增430万癌症病例，癌症死亡病例超过281万，占据全年死亡人数比例的28.82%，居于世界首位，即平均每天就有超过7 500人死于癌症。在所有的癌症死亡病例中，肺癌死亡比例超过了35%，死亡人数达到了50多万，平均每15个死亡者中，就有一个是肺癌患者。"

综合以上的国际国内数据不难看出，随着肺癌发病率的不断攀升，我国将成为世界第一肺癌大国。肺癌发病率、死亡率的灾难性狂飙已经到了刻不容缓的地步！

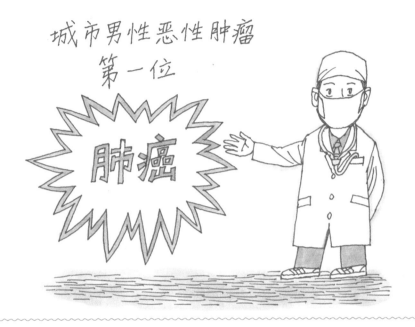

城市男性恶性肿瘤第一位

肺癌

小贴士

　　我国肺癌的发病和死亡年龄从 40 岁开始迅速上升,70 岁达到高峰,其中 45～65 岁患者占 75%,且发病年龄平均每 5 年降低 1 岁。从临床观察来看,现在四五十岁的肺癌患者比过去明显增多,过去 40 岁以下的肺癌患者很少见,现在却屡见不鲜,而且不抽烟的女性肺癌患者也越来越多。

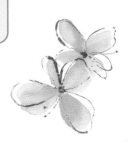

8.

哪些肺部疾病与肺癌有关？

近几年,肺癌越来越多见,我们身边有不少朋友深受其害。随着专业人士通过媒体及互联网的宣传教育,人们也越来越重视对肺癌的认识,尤其是重视肺癌的诱因。在引起肺癌的原因中,除了职业和环境接触以及生活方式外,还有一些是肺部疾病,如果不能得到有效治疗,最终可能诱导肺癌的发生。那么,有哪些疾病可能与肺癌相关呢?

(1) 慢性阻塞性肺病(COPD),简称"慢阻肺"。在老年人及吸烟人群中多见,其引起的慢性炎症可以引起支气管上皮细胞和肺微环境转变成为一个容易诱导肺癌发生的微环境,这可能会导致肺癌的发生。另外,组织细胞反复损伤与修复的过程中,大量自由基释放,对细胞内 DNA、脂质和蛋白质造成氧化损伤,可以造成肺上皮细胞 DNA 突变,提高肺癌发生概率。

(2) 肺结核。虽然肺结核不会直接发展成肺癌,但是其可能间接促进肺癌的发生。肺结核的发病过程对肺部造成慢性损害,影响了支气管黏膜上皮细胞的正常功能和机体的免疫防御功能,对肺癌的发生有间接促进作用;结核性瘢痕组织阻碍了淋巴管的引流,导致局部致癌物质堆积,最终导致局部癌变。

(3) 矽肺,又称为硅肺、肺硅沉着病。人类吸入二氧化硅后诱导肺泡防御细胞产生活性氧和自由基,这些物质容易破坏细胞内 DNA 以及脂质的损伤,从而导致肺癌的发生。对患有矽肺的患者,若出现与病灶不相符的症状,需要警惕肺癌的发生。

(4) 特发性肺纤维化(IPF)。它是病因不明确的慢性进展性纤维化间质性肺炎的一种特殊类型,临床上以进行性呼吸困难并伴有刺激性干咳为主要症状。特发性肺纤维化患者肺癌的发病率比普通人群肺癌发病率明显增高,在特发性肺纤维化合并肺癌中,最常见的为鳞癌,其次为腺癌。特发性肺纤维化合并肺癌多位于肺的外周和上叶。特发性肺纤维化导致肺癌的原因与肺结核相似,瘢痕组织阻塞了淋巴管,导致局部致癌物质堆积,破坏周围组织细胞,并最终形成肺癌。

(5) 支气管扩张及慢性肺脓肿也与肺癌发生有关。主要由于长期慢性炎症刺激支气管上皮细胞,在上皮细胞损伤的同时存在修复,在修复的过程中可能出现原癌基因和抑癌基因的突变,最终导致肺癌的形成。

小贴士

一旦确诊患有上述几种肺部疾病,老年朋友应积极配合专科医生治疗,离开原有致病环境,改变不良生活方式,适当锻炼,提高自身免疫力。

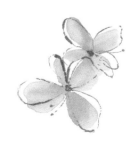

9. 老年人肺癌高发的因素有哪些？

世界上每年肺癌的发病人数超过 150 万,我国是肺癌的高发国家之一,在我国肺癌位居男性恶性肿瘤发病第一位。以往肺癌多发于老年人,但现在肺癌的发病有年轻化的趋势,男性的发病多于女性。城市的肺癌死亡率高于农村,大城市高于中小城市。中老年人属于肺癌的高发人群。一般来讲,大于 55 岁以上的人群,肺癌发病率逐渐上升,肺癌的确切病因尚不明确,但研究表明肺癌的发病与下列因素有密切关系。

(1) 常年吸烟。一天吸烟量多于 20 支的老年人患肺癌的概率要比其他人高出好多倍。大量的研究表明,吸烟尤其是吸纸烟,是肺癌死亡率增加的原因。香烟中含有对人体有害的物质,尤其是焦油和苯并芘,都是强致癌物质,烟中的有毒物质还会逐渐破坏纤毛,使黏液分泌增加,于是肺部发生慢性疾病,容易感染支气管炎,进而导致癌症的发生。此外,老年人长期被动吸烟与厨房油烟也是肺癌的诱因之一,目前老年女性肺癌的发病率增加可能与此有关。

(2) 环境污染。经研究发现,80% 的恶性肿瘤是由于环境因素诱发的,人类生存的环境中存在大量的致癌物质,是癌症发病率逐年攀升的主要原因。流行病学调查资料表明,肺癌的发病规律是：工业发达、空气污染严重的地区高于工业不发达地区,城市居民高于农民,近郊高于远郊。在重工业城市大气中,存在着苯并芘、氧化亚砷、铬化合物等致癌物质,人们长期生活在环境污染严重地区。

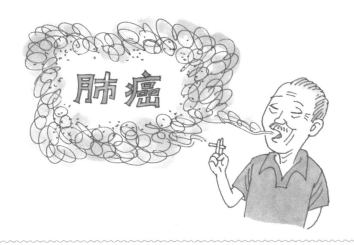

(3) 职业因素。中老年人体内外接受过量放射线照射者,如在金属矿区工作的人,长时间大量接触无机砷、石棉、铬、镍等,又缺乏防护,这些人发生肺癌的危险比普通老年人高。长时间接触煤烟或油烟的人群,如接触煤气、沥青、炼焦的工人,以及长期接触厨房油烟的厨师和主妇,这些人群的肺癌发病率较一般人群要高。

(4) 肺部疾病。中老年人肺部的一些慢性疾病,如肺结核、"慢阻肺"等可与肺癌并存,这些病例中肺癌的发病率高于正常人。

小贴士

中老年人属于肺癌的高发人群。一般来讲,大于 55 岁以上的人群,肺癌发病率逐渐上升,与老年人的长期吸烟、环境污染慢性毒害、特殊职业的长期暴露、慢性肺部疾病等因素有关。

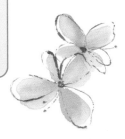

10. 抑郁的人容易患肺癌吗？

网络上有这样的观点，抑郁的人容易患肺癌。其实抑郁的人不仅容易患肺癌，还容易患其他癌。因此，心理因素对人体健康的影响非常大。

心理因素与癌症有着相关性，而不单指肺癌。压抑的生活事件、精神痛苦、命运挫折，均可引起心理、精神创伤，从而改变机体的某些功能状态，导致肿瘤的发生。例如，正当的社会心理应激可以调节人的免疫监视系统(主要针对淋巴细胞的功能)，不当的社会心理应激可以通过对免疫系统的抑制而诱发癌症。

人的性格特征与肿瘤的发生也有很密切的联系。例如，对于内向、抑郁、压抑和否定、逆来顺受、自我克制、固执、易于失望和绝望体验等，具有上述行为模式的人，情感表达有障碍，久而久之在体内产生一系列生理变化，破坏人体的心理-神经-免疫系统，引起免疫监控失衡，最终导致恶性肿瘤的发生。

因此，注重心理健康，培养健全人格，帮助具有癌症性格的人认识自己的不良性格，努力改变自己的性格模式、生活方式，学会正确对待生活事件及宣泄自己的不良情绪，增强抵御癌症侵袭的能力，具有重要意义。

笑口常开，长命百岁，心理健康、性格开朗的人往往拥有健康的身躯，让我们尽情开怀，远离心理阴霾所致的肺癌！

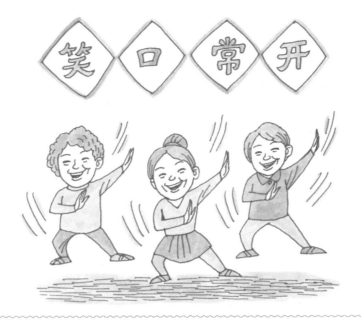

小贴士

　　心理因素对恶性肿瘤的发生、发展及转归有着深刻的影响。讲究心理卫生,不仅能有效地预防癌症,还有利于癌症的治疗及康复。

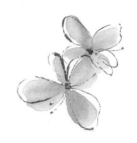

11. 雾霾与肺癌有关系吗？

雾霾是雾和霾的组合词,是特定气候条件与人类活动相互作用的结果。高密度人口的经济及社会活动必然会排放大量细颗粒物(如 PM 2.5),一旦排放超过大气循环能力和承载度,细颗粒物浓度将持续积聚,此时如果受静稳天气等影响,极易出现大范围的雾霾。

雾霾天气是一种大气污染状态,雾霾是对大气中各种悬浮颗粒物含量超标的笼统表述,尤其是 PM2.5 被认为是造成雾霾天气的"元凶"。随着空气质量的恶化,阴霾天气现象出现增多,危害加重。

PM2.5 是指大气中直径小于或等于 2.5 微米的颗粒物,也称为可入肺颗粒物,PM2.5 粒径小,富集大量的有毒、有害物质,且在大气中的停留时间长、输送距离远,因而对人体健康和大气环境质量的影响更大。细颗粒物的化学成分主要包括有机碳、元素碳、硝酸盐、硫酸盐、铵盐、钠盐等。

PM2.5 可深入到细支气管和肺泡,直接影响肺的通气功能,使机体处于缺氧状态,从而引起呼吸系统、心血管系统、血液系统、生殖系统等疾病,如咽喉炎、肺气肿、哮喘、鼻炎、支气管炎等炎症,长期处于这种环境还会诱发肺癌。此外,PM2.5 极易吸附多环芳烃等有机污染物和重金属,使致癌、致畸、致突变的概率明显升高。全球每年约 210 万人死于因 PM2.5 等颗粒物浓度的上升。

PM2.5的危害如同吸烟,它的来源有自然源和人为源两种。自然源包括土壤扬尘(含有矿物氧化物和其他成分)、海盐(颗粒物的第二大来源,其组成与海水的成分类似)、植物花粉、孢子、细菌等。自然界中的灾害事件,例如,火山爆发向大气中排放了大量的火山灰,森林大火或裸露的煤原大火及尘暴事件都会将大量细颗粒物输送到大气层中。人为源包括固定源和流动源。固定源包括各种燃料燃烧源,如发电、冶金、石油、化学、纺织、印染等各种工业过程,以及供热、烹调过程中燃煤、燃气或燃油排放的烟尘。流动源主要是各类交通工具在运行过程中使用燃料时向大气中排放的尾气。

2013年,世界卫生组织明确提出,长期处于PM2.5环境中可导致患肺癌的风险增加,我国近几年才确定了对PM2.5数据的监控及与相关疾病关系的分析,从目前积累的数据来看,虽然没有直接证据表明二者的关系,但是我们相信随着时间的推移,真相会水落石出,我们拭目以待。

小贴士

雾霾,顾名思义是雾和霾。但是雾和霾的区别很大。雾是由大量悬浮在近地面空气中的微小水滴或冰晶组成的气溶胶系统。霾也称灰霾(烟雾),包括空气中的灰尘、硫酸、硝酸、有机碳氢化合物等,使大气混浊。PM2.5又称可吸入肺颗粒物,构成雾霾污染的主体,与肺癌关系密切。

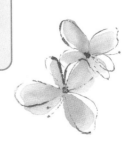

吸烟和肺癌关系明确，早在 20 世纪 50 年代流行病学研究就已经证实了这一点。吸烟时产生的烟雾含有 4 000 多种化学物质，包括众多的致癌物质，如亚硝胺、多环芳香烃、芳香胺等有机化合物(如苯)以及无机化合物(如砷)等。

烟雾不但具备直接刺激和毒性作用，而且直接致癌，其中大部分都存在于颗粒相的焦油中。烃类，特别是多环芳烃有很强的致癌作用。酚类，作为肿瘤的促进因子，使致癌物质的致癌作用大幅提高。

目前最大程度降低肺癌风险的办法还是戒烟，戒烟也需要合适的方法。

首先，需要制订一个个体化的戒烟周期，通常分为 6 周、8 周、12 周。相关周期标准如下：4 周内为戒烟阵痛期，是戒烟最为困难的阶段，不建议 4 周内快速戒烟，戒断反应可能比较大；6 周内逐步适应戒烟生活，基本度过戒烟阵痛期；8 周内生理性需求逐步消失，生活纳入正轨；12 周内完全恢复正常无烟生活状态。

其次，需要评估吸烟者烟草使用量、尼古丁依赖评分、一氧化碳浓度测定、吸烟相关不良反应，以及长期吸烟造成的综合影响。细化 24 小时内所吸的每一支烟、自动点烟的时间(环境、场景)全都登记在案；仔细研究这些情况下吸烟的内在原因，关注自身吸烟行为，从而减少非成瘾性吸烟；特别注意避免几种可能造成"肆意"吸烟的场景，如与配偶、亲人争吵，工作、生活不顺心，交通拥挤，空虚无聊，外出会友。

再者,需要反复和戒烟者确认戒烟意愿以及动机,寻找内心真实的戒烟诉求,并以此为目标。反复提醒戒烟的理由,并将戒烟获益随时进行更新,予以积极鼓励;根据自我选择的戒烟周期,明确完全停止吸烟日,在此之前进行合理、有效的综合干预;选择可替代物辅助:药物(尼古丁替代物),非药物(口香糖),行为替代(手指缝间无物品加持,可换成钢笔、铅笔等),享受不吸烟的乐趣(省钱换健康)。

让我们远离烟草带来的无形伤害,掐灭指尖的诱惑,拒绝烟草,拒绝肺癌!

小贴士

烟雾由气相部分和颗粒相部分组成,其中气相部分占92%,颗粒部分是烟草烟雾中不能通过滤片上孔径0.1微米的物质,占8%。气相部分包括烟草燃烧释放出的一氧化碳和含有浓度很高的氮氧自由基和微量的二氧化碳,以及胺类、腈类、酚类等,均有很高的毒性。颗粒相部分主要由水、尼古丁和焦油组成。值得一提的是,尼古丁至一定浓度会致成瘾但是并不致癌,不过尼古丁与空气中的成分结合形成的化合物致癌,二手烟、三手烟的危害则更大。

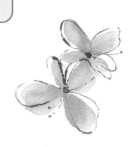

我们会看到这样的报道，有某位百岁老人抽烟喝酒，一辈子也没得肺癌，貌似抽烟真的与肺癌没关系。但是吸烟与肺癌的关系非常明确，那么为什么有百岁老人不会得肺癌？这就要说说遗传易感性的作用。

遗传易感性，是指由于遗传因素的影响或某种遗传基因缺陷，使其具有容易发生某些疾病的特性。也就是说，每个人的遗传易感性都不同，那么，有的人天生容易患某种疾病，而有的人天生不容易患某种疾病。民间盛传的俗语"人的命，天注定"，其实指的也就是这个方面。

不同的人在同样吸烟数量下，有些人发展为肺癌，有些人没有发展为肺癌，这就可能是由遗传易感性决定的。前面提到的现实生活中可以看到有这样的老寿星，抽烟喝酒样样都来，但是人家就是不会患肺癌，让人好生羡慕，但这样的生活方式不一定就适合大家。我们只能说这种人的遗传基因特别好，在他的遗传基因里没有这方面的缺陷，不容易患肺癌，或者基因纠错功能强大，能够降低基因突变的概率。如果换一个相关肺癌基因缺陷的人而言，每天抽烟喝酒，也许没几年就会患上肺癌。当然这只是一个比方，但不可否认的是，遗传易感性已经成为肺癌研究的另外一个重要领域。

毫无疑问，绝大多数肺癌是由于吸烟以及其他一些行为或者环境因素引起的，然而长期以来人们一直推测个体间对环境致癌损伤的易感性是不同的，绝大多数引起的基因改变是逐渐累积的。与之相反,遗传因素造成的基因改变,使得周围细胞获得遗传的危险更大,越来越多的证据表明肺癌具有家族聚集性,并且在一些家庭中不同的肺癌遗传易感性也是可以遗传的,而环境因素特别是吸烟也可导致遗传危险的增加。二者相互作用,相互影响。

总之,大家要远离肺癌的危险因素,因为您不知道自己的遗传易感性会是什么样的状态,还是减少危险因素的刺激为好。

小贴士

科学家们通过全基因组关联分析等研究方法,找到一些与肺癌遗传易感性相关的基因和位点。例如,细胞色素 P450 家族是一种重要的氧化代谢酶,参与多种重要药物的代谢。其家族的几个成员(CYP1A1, CYP1B1, CYP2D6, CYP2A13 等)基因上的多个位点都与肺癌的发生风险相关。这与吸烟和环境污染物等带入体内化学物质的代谢能力相关:代谢能力差的人可能更容易积累多环芳烃(PAH)等物质,从而对肺组织产生损害。相信随着研究的不断深入,还有更多的肺癌易感基因被确定,而这些敏感位点与最终罹患肺癌的关系也将逐步被揭示。

二、肺癌的诊断

咳嗽、血痰是一种非特异的肺部症状,虽然与肺癌有一定的关系,但是并非只要有咳嗽、血痰就一定是肺癌,需要进一步做详细的检查,如胸部CT、查痰找脱落癌细胞、气管镜等,才能明确疾病的性质。

(1) 咳嗽。咳嗽是胸部疾病常见的临床表现,凡是气管、支气管或胸膜受刺激时,即可产生咳嗽症状。肺段及以上较大的支气管受到刺激时,咳嗽症状尤为多见。据统计,中央型肺癌(即肿瘤发生在肺段及以上支气管,影像上靠近中央区肺门处)有咳嗽症状者占73%,周围型肺癌(即肿瘤发生在肺段以下支气管及肺泡,影像上位于周边)有咳嗽症状者仅占14.1%。肺癌患者以咳嗽为临床第一症状出现者约占54.7%。肿瘤刺激支气管可以是轻度干咳,也可以是严重咳嗽,但典型的咳嗽为阵发性刺激性干咳,除非伴有肺部感染,这种咳嗽往往由机械性原因引起,一般难以用药物控制。有时,这种咳嗽很难与慢性支气管炎引起的咳嗽相鉴别,但肺癌咳嗽随病情进展会出现咳嗽加重、变频繁或出现夜间咳嗽等。当合并肺部感染时,可伴有痰液、泡沫痰或黄脓痰。因此,阵发性刺激性干咳及原有慢性咳嗽患者咳嗽性质改变对肺癌诊断具有一定的价值。

(2) 血痰。血痰也是肺癌的首发症状之一,其发生原因与肿瘤中血管丰富、呼吸道是开放器官有关。当肿瘤表面毛细血管或小血管糜烂破裂,则引起咯血或痰中带血丝,常呈持续性或间断性的反复少量血痰,出血量数口或数十口不等。早期肺癌一般不

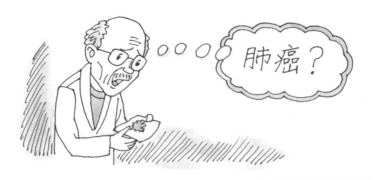

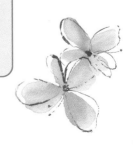

会引起大咯血。如果肿瘤发生坏死、溃烂,也可出现咯血较多,偶尔可为大咯血。咯血持续时间较长,则对诊断肺癌意义更大。

慢性肺部感染也会引起痰中带血,而且常常有慢性肺部疾病史,但持续性的痰中带血往往是肺癌的表现。

小贴士

肺癌常见的临床表现一般以呼吸系统症状为主,表现为咳嗽、胸痛、血痰等。肺部症状是由于肿瘤在肺部生长时形成刺激、浸润、阻塞所引起,一般没有特异性,任何其他肺部疾病都可引起这些表现。例如,肺部感染、出血、肺挫伤等一系列良性疾病也可以引起咳嗽、血痰,这种症状并非是肺癌独有的。因此,只凭咳嗽、血痰就认为自己患了肺癌是不科学的,必须进一步详细检查,以排除相关疾病。

声音嘶哑、打嗝、眼睑下垂、一侧面部无汗等症状,似乎与肺癌本身风马牛不相及,普通民众很难联想到是肺癌的症状。原来这些症状是因为肺癌的肿块侵犯到了特定部位、神经所导致的特殊症状。当肺癌肿瘤继续生长超出肺的范围而达胸膜、纵隔、胸腔上口、膈肌或胸壁时,可出现上述局部侵犯的肺外表现。

例如,肺癌的肿瘤或纵隔内肿大的淋巴结压迫或侵犯喉返神经,可使声带麻痹,导致患者讲话时出现声音嘶哑。由于左侧喉返神经在纵隔内行程较长,故左侧更多见。如果癌肿直接侵犯或由纵隔转移淋巴结压迫上腔静脉,可使静脉回流受阻,主要表现为颜面部和上肢水肿、颈部及胸部静脉曲张、睑结膜充血,等等,卧位时明显。

肿瘤侵犯膈神经可引起膈神经麻痹,患者可伴有轻度气急,亦可因激惹而出现顽固性呃逆,也就是打嗝。X线荧光透视可见膈肌有矛盾运动,即吸气时膈肌上升,呼气时膈肌下降。中晚期肿瘤引起纵隔内淋巴结肿大,肿大的淋巴结侵犯并压迫食管时可出现吞咽困难,即患者主诉咽食物时有哽噎感,感觉食物通过缓慢。

肺上沟瘤是指一种位于肺尖部的肿瘤,其位置特殊,多为低度恶性鳞癌,生长缓慢。由于其位于狭窄的胸腔入口处,易侵犯神经、血管及其邻近的肋骨和椎体,出现胸腔上口受累的症状,医学上称为肺尖肿瘤综合征,表现如下:①胸腔上口软组织受累,合并邻近骨质破坏,引起局部顽固性疼痛;②臂丛神经受压,可导致同侧上肢烧灼性放射性疼痛和局部感觉异常,手部肌肉营养性

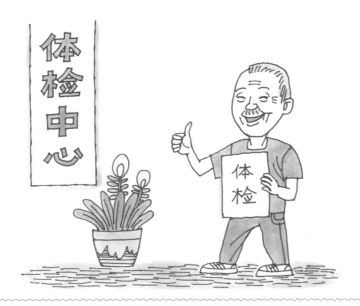

萎缩;③癌肿侵犯或压迫颈交感神经节,导致颈交感神经麻痹综合征,表现为同侧眼睑下垂、眼球凹陷、瞳孔缩小、患侧面部无汗等。

小贴士

　　对于声音嘶哑、打嗝、眼睑下垂、一侧面部无汗等一些非典型的症状,我们要当心是肺癌侵犯到周围组织器官所引起的,不能掉以轻心。定期体检是一个好习惯。防大于治,早期发现、早期诊断、早期治疗是关键,等到出现各种症状,也许就已经失去了手术机会。

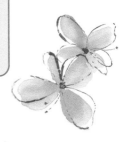

16. 手足关节疼痛、肌肉疲乏、无力、皮肤病等也与肺癌相关？

　　有一些肺癌患者出现的症状与众不同,如手足关节疼痛、肌肉疲乏、无力、有皮肤病变等,这些症状和体征虽与肿瘤扩散无关,但很可能是由于肿瘤所释放的化学物质而引起,这些症状和体征被称为肺癌肺外症状。这些症状并非是肺癌的特征,但当这些症状出现时要警惕肺癌的可能,可作为诊断线索。

　　最常见的肺外表现为骨骼表现——杵状指(趾)和肥大性肺性骨关节病,多见于鳞癌和腺癌,病变常为肺癌的早期症状,可先于肺部症状之前出现。关节症状发生的常见部位是腕、膝、踝关节,其特点是发展快,关节肿痛僵硬,呈对称性游走性关节疼痛。肥大性肺性骨关节病病理改变为对称性血管结缔组织增生过度,先起于肢体远端,随着结缔组织在骨膜增生,骨膜下新骨形成,如果这些结缔组织改变累及指(趾)末端,则可形成杵状指(趾)。骨关节病的结缔组织增生伴有局部血流增加,而局部血流增加则出现相应的症状,如肿胀、发热、触痛以及受累肢体活动受限等,局部可有非凹陷性水肿。疼痛可能严重而持续,夜晚为甚,患者无法正常工作生活,可用激素和非甾体抗炎药来缓解疼痛。

　　部分患者会有神经肌肉表现,多数为周围神经病变,其中以小细胞肺癌最多。患者可有肌无力综合征,该综合征与神经肌肉传导障碍相关,以近端肌肉受累为主,表现为极易疲劳,但与典型的重症肌无力不同,其眼外肌和眼球肌常不受累,并且对使用抗胆碱类药物治疗,效果也较差。另一神经肌肉症状为多肌炎,表现为肌肉广泛性软弱无力和压痛,当合并皮肤改变时称为皮肌炎。

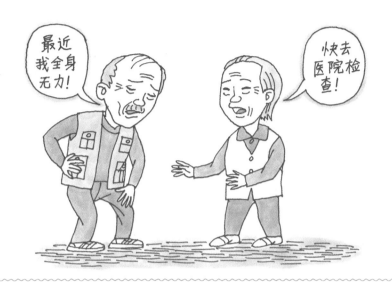

肺癌的皮肤黏膜病变也可在肺癌诊断前就有表现,发生发展较快,黑棘皮病和皮肌炎与肺癌相关,常见于腺癌。黑棘皮病的特点是两侧皮肤对称性角化过度和色素沉着,主要影响屈曲皱褶部位。皮肌炎则表现为上眼睑表面淡紫色或淡红色的皮疹,可遍及面部、前额和颊部,有时波及手和手指。肺癌有时伴发游走性、血栓性静脉炎,常发生在一些特殊部位,如颈、腋窝或前臂,抗凝治疗无效,必须加以注意。

小贴士

手足关节疼痛、肌肉疲乏、无力、皮肤病等有时是肺癌的肺外表现,需要警惕这些并不起眼的症状。出现不适的症状,应该去医院就诊,排除器质性病变,不要掉以轻心、延误病情。

17. 哪些症状预示着肺癌已经发生了转移？

肺癌常沿淋巴道和血道转移，部分患者的转移症状可能是最早的临床表现。肺癌全身转移以肝、肾上腺、骨、脑和对侧肺最常见。

肝脏是晚期肺癌常见的转移部位，有28%～33%的肺癌最终会出现肝转移。肝转移是原发性肺癌的癌细胞脱落后，通过血液循环侵入肝脏并在肝脏内种植生长；肝转移可以是单发即单个结节转移灶，但大多数在发现时已有数个转移灶。肝转移最常见的表现为明显食欲减退，肝区疼痛，有时伴有恶心、消瘦和恶病质。

骨转移常见的部位有肋骨、脊椎骨、骨盆、股骨和肩胛骨，其中以同侧肋骨和脊椎骨转移最多见，表现为局部疼痛并有固定压痛点，疼痛为进行性加重。有时可在某种外来原因下产生病理性骨折。当骨发生转移，除局部疼痛外，局部可以肿胀、增大、红肿。脊椎骨转移有时可有尿潴留、失禁或在该水平以下出现截瘫。计算机X线断层扫描(CT)或磁共振成像(MRI)检查显示有骨质缺损，但常在局部疼痛1～2个月后才出现，全身骨显像对于肺癌骨转移的敏感性较强，但特异性较低。

大约10%的患者在确诊肺癌时已有脑转移，而在脑转移的肿瘤患者中，有70%的原发灶是肺癌。小细胞肺癌中有一半患者有脑转移，而非小细胞肺癌患者则相对较少。肺癌脑转移常有颅内压增高的征象，如头痛、呕吐等。典型表现为进行性晨间头痛并伴有喷射性呕吐。有时症状的出现可能比肺部症状早数周。脑部症状可因转移部位及其引起脑水肿的程度不同而异，常见的有眩晕、共济失调、性格改变、猜疑、幻觉和精神异常，有时会出现复视及一侧肢体无力,进行性偏瘫也是脑转移常见的表现。突发昏厥也常提示肺癌患者可能有脑转移。

肾上腺也是肺癌常见的转移部位,有 17%～22% 的肺癌患者可出现肾上腺转移。患者常无明显症状,部分患者可出现肾区胀痛,但很少出现功能性改变,单个肾上腺转移在临床上较常见。

肺癌的肺部转移包括同侧肺叶、同侧不同肺叶和对侧肺叶,而对应的治疗方法和预后也各不相同。同侧肺部的转移仍然有手术切除的可能,而出现对侧肺部转移往往已无外科治疗的指征。肺部症状与单个原发性肺癌症状相似,但当肺癌肺内广泛转移时,可出现严重气急现象。

除上述几种常见的转移部位外,肺癌较少见的转移部位有皮肤、皮下组织、肌肉、腹腔内、心脏等。症状常与转移部位相关。皮下转移结节多位于躯干或头部,质地偏硬,无压痛,可以不固定,有时长期无变化,活检可明确诊断。

小贴士

肺癌的转移症状与转移的位置有关系。例如,转移到肝脏,肝区疼痛,食欲不振;转移到骨,骨骼部位疼痛;转移到肾上腺,肾区疼痛;转移到脑部,恶心呕吐等。因此,对于全身出现的一些症状,要及时体检,明确及防范肺癌的转移。

18. 常用于确诊肺癌的影像学检查有哪些？

(1) 透视。透视是肺部 X 线检查的基本方法，也是发现肺部疾病的初步方法，具有方便、快捷、价格便宜的特点，可动态观察患者的呼吸状态，有利于发现病灶，了解肺部活动的协调度，并可转动体位克服重叠和遮盖。

(2) 胸片。胸部平片是肺部检查的经典方法，根据位置投射主要分为后前位胸部摄片和侧位胸部摄片。后前位胸部摄片需患者在深吸气后屏住呼吸时摄片，可包括双侧全部肺野，而侧位胸部摄片可补充后前位摄片的不足，观察肺或纵隔内的前后位置和分布。随着胸部 CT 技术的不断革新与普及，胸片在用于肺癌筛查、术后复查、随访等方面的作用正被逐步淡化，但其所具有的多方位动态观察性(如胸部透视)及便捷性(如床旁 C 臂机的运用)是其他检查无法替代的。

(3) CT。胸部 CT 的全称为计算机 X 线断层扫描，是 20 世纪 70 年代以后医学诊断中的里程碑，是医学影像的一次具有深远影响的医学革命。在胸片发现异常时，CT 可进一步分析和评价异常病灶。另外，CT 可发现在胸片检查阴性的病变，因此，在患者有明显呼吸道症状而胸片检查没有阳性发现时，加做 CT 检查是很有必要的。胸部 CT 检查的优点在于能发现直径小于 1 厘米和常规胸片难以发现的位于重叠解剖部位的肺部疾病；并且胸部 CT 密度分辨率较高，能区分各组织的细微密度差，易于判断纵隔、气管支气管及其周围组织器官有无肿瘤和肿瘤侵犯，尤其对肺门及纵隔淋巴结的显示远好于胸片。胸部 CT 检查目前是评估病灶部位、胸内侵犯程度及范围的常规方法，尤其在肺癌的分期上更是有着无可替代的作用，目前已经成为肺癌诊断与鉴别诊断中不可缺少的技术手段。

（4）MRI。磁共振成像（MRI）是一种无创伤、无辐射的生物成像技术。MRI无辐射性，对人体基本无影响。但MRI所需的检查时间较长且检查空间狭小，对部分患有幽闭恐惧症的患者可能难以接受。另外，对安装心脏起搏器或体内有强磁性金属的患者禁忌使用。由于呼吸和心脏、大血管的运动产生运动伪影，和乏质子的肺组织的图像显示欠佳，使MRI在诊断肺癌及分期评估中的运用受到限制。目前MRI主要用于纵隔疾病的判断。

（5）PET-CT。正电子发射计算机断层显像（PET-CT）不仅能充分展现病变的形态学特征，而且能提供病变的生化代谢信息，二者联合，有利于对肺部病变进行定位定性诊断，提高鉴别诊断的水平。并可对肿瘤进行精准分期，从而指导临床治疗方法的选择，检测肿瘤有无复发，评价治疗疗效及患者预后。据统计，PET-CT检测对肺部病灶的敏感性为81%，特异性为75%～96%；对转移病灶的敏感性为58%～67%，特异性为70%～80%。但PET-CT检查受多个因素的影响（如血糖浓度），且价格昂贵，出于卫生经济学角度考虑，PET-CT检查并非临床首选。

小贴士

影像学检查是诊断肺癌的重要工具，包括胸片、CT、MRI、PET-CT等检查。其中，胸部薄层CT是肺癌早期筛查的重要武器，定期体检有助于发现非常小病灶的肺癌。值得一提的是，影像学检查在肺癌诊断率方面无法达到百分之百的精确，主要依靠影像特征及医生经验做出判断。

支气管镜检查在肺癌诊断方面占有重要地位，通过支气管镜可直接窥察支气管内膜及管腔的病变情况，可采取肿瘤组织供病理检查，或吸取支气管分泌物作细胞学检查。对中央型肺癌，纤维支气管镜下刷检加组织活检的阳性率可达 90%，并可明确肿瘤的生长部位及其在气管内的范围。若同时联合自发荧光支气管镜检查，可有较高检测癌前病变和癌变组织的灵敏度，便于更清晰、直观地观察确定黏膜受累情况。对于周围型肺癌行支气管镜检查，可依据胸部 CT 提示的病灶定位信息，在对应的支气管亚段内，行刷检或经支气管肺活检术，以获取细胞或组织行病理学检测。

由于受到镜身直径及活动性限制，纤维支气管镜的有效刷检范围有限。目前电磁导航支气管镜诊断系统(ENB)集螺旋 CT 仿真支气管镜与传统可弯曲纤维支气管镜的优点于一身，可在操作全程实时引导定位，准确到达常规纤维支气管镜无法到达的肺外周病灶和淋巴结，获取标本行病理检查，以提高病理的检出率。

在肺门及纵隔肿大淋巴结的术前诊断方面，配合支气管内超声(EBUS)的可视化系统可以替代纵隔镜对气管旁、隆突下、肺门和叶间淋巴结及非管内型中央占位进行活检，用经支气管细针穿刺活检术(TBNA)这样最小的创伤来取得病理标本、明确诊断。可见在肺癌患者的术前明确病理类型、精确分期、精准定位方面，纤维支气管镜具有不可替代的优势，已成为胸部手术的常规术前检查手段，以便决定手术方式。

当 EBUS－TBNA 无法确诊纵隔淋巴结性质时，可选择纵隔镜检查。摘取术中发现的肿大淋巴结行病理活检,对肺癌的诊断、分期和制定治疗方案提供重要依据。常规纵隔镜检查于胸骨上切迹一横指处取横切口,镜身沿气管前间隙潜行活检淋巴结,此入路可获取气管旁、部分隆突下及右侧肺门部淋巴结。对于 EBUS 无法涉及的血管前、主动脉下及主动脉旁淋巴结的活检,可于胸骨旁第 2 肋间切口行胸骨旁纵隔镜手术获取。

因此,不难领会,支气管镜及纵隔镜检查对于明确肺癌的诊断非常有帮助,最核心的价值就是能够取得病理依据,获得肺癌的最终诊断。

小贴士

支气管镜检查在肺癌诊断方面具有重要地位,通过支气管镜可直接窥察支气管内膜及管腔的病变情况,可采取肿瘤组织供病理检查,或吸取支气管分泌物作细胞学检查。纵隔镜检查可以摘取术中发现的肿大淋巴结行病理活检,对肺癌的诊断、分期和制定治疗方案提供重要依据。它们最核心的价值就是能够取得病理依据,实现肺癌的最终诊断。

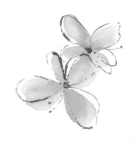

经常有患者会问："我的病是肺癌吗？请您给我一个确切的答复。"其实医生对患者确切的答复就意味着对肺癌的诊断要求达到100%。患者最不想听到医生回复模棱两可的答案。

然而100%的回复需要病理依据，需要病理支撑，也就是说，必须获得组织标本，进行显微镜下的观察，确实看到癌细胞，这样才能确诊。影像学的诊断是靠经验积累及客观分析判断，而病理检查才是肺癌诊断的"金标准"。如何才能得到这样一个百分百的肺癌确诊呢？

前面提到的支气管镜、纵隔镜检查有时会取得病理依据，然而在上述方法无法奏效的情况下，我们还有其他方法。例如，经皮肺穿刺、胸腔镜微创手术活检、开胸手术活检。

(1) 经皮肺穿刺活检。许多肺部周围病变由于无法在直视下活检或无法准确定位，或即使定位后也无法到达病灶，此时经皮肺穿刺活检术(PLB)就显示了其优越性。经皮肺穿刺活检术一般在胸部CT的引导下进行定位，并用细针或特制的穿刺活检枪进行组织活检。由于呼吸运动的作用影响，该检查对小结节的定位存在一定困难，且易受到骨性结构(肩胛骨、脊柱、肋骨、锁骨)、膈肌、重要血管脏器等解剖结构阻挡的影响，同时较易出现气胸、出血等并发症，并存在胸膜播散、针道种植转移的风险(0.36‰~0.46‰)。

(2) 电视辅助胸腔镜手术手术活检。电视辅助胸腔镜手术 (VATS)具有视野开阔、图像清晰、胸壁软组织创伤较小等特点，目前成为手术活检的最佳选择。由于此检查的创伤依然较大，需严格把握手术指征。对经多次穿刺检查均无法明确病理类型，VATS 可取足够量组织标本行相关病理检查，并有时同时具有治疗的效果。对术前难以判断纵隔及肺门淋巴结(尤其是第五和第六组)是否转移，也可先行 VATS 下活检淋巴结，依据术中冰冻结果再行后续治疗。

(3) 开胸手术活检。开胸活检的创伤相对更大，是肿瘤诊断中"最不得已"的选择。对于存在胸腔广泛粘连、无法承受微创手术高昂费用的患者或仍然未成熟开展胸腔镜手术的单位而言，依然是诊断和治疗胸腔内疾病的常用方法。传说中的"开胸验肺"就是这样，开一个大切口，进入胸腔内把肺上的病灶切下来，去明确病变的性质。

小贴士

要想获得肺癌的最终病理诊断，可以先从创伤小的操作去做，如果明确了肺癌诊断，则避免了更大的创伤。如果有必要，更大创伤的方法也会换来肺癌治疗方案的指引。例如，明确肺癌的具体病理类型及基因检测，可以为化疗方案的选择及靶向药物有效与否提供依据。

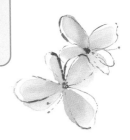

21. 小细胞肺癌是「肺癌之王」吗？

小细胞肺癌(SCLC)是肺癌的一类,约占肺癌的 20%。在光学显微镜下,肺癌细胞小而呈短梭形或淋巴细胞样,胞质少,形似裸核;癌细胞密集成群排列,由结缔组织加以分隔,有时癌细胞围绕小血管排列成团。

一般认为,小细胞肺癌起源于支气管黏膜或腺上皮内的嗜银细胞,也有人认为其起源于支气管黏膜上皮中可向神经内分泌分化的干细胞。电镜观察小细胞肺癌超微结构,瘤细胞胞质中含有典型的轴样神经内分泌颗粒,但颗粒的量多少不等。免疫组化研究证明,小细胞肺癌具有神经内分泌的功能。小细胞肺癌是肺癌中分化最低、恶性程度最高的一型。多发生于肺中央部,生长迅速。小细胞肺癌体积倍增时间短、转移早而广泛,对化疗、放疗敏感,初治缓解率高,但极易发生继发性耐药,容易复发,治疗以全身化疗为主。小细胞肺癌无传染性,多见于中老年人,可引发肺炎、心律失常等并发症。

由此可见,小细胞肺癌是典型的"肺癌之王"。"小病灶,大转移",这就是小细胞肺癌的特点,往往在 CT 上观察到的病灶很小,但是远处已经有了转移。早期发现,早期治疗,才有可能治愈小细胞肺癌。

目前小细胞肺癌治疗领域最常用的分期系统是美国退伍军人医院肺癌研究小组制定的 SCLC 分期系统:如果肿瘤局限于一侧胸腔(包括其引流的区域淋巴结,如同侧肺门、纵隔或锁骨上淋巴结),且能被纳入一个放射治疗野即为局限期,如果肿瘤超出局限期范围即为广泛期,其中前者约占 1/3,后者约占 2/3。这种分期方法简单、易行,与治疗疗效及预后相关。TNM 分期目前也用于小细胞肺癌的分期,对于病灶较小、淋巴结及远处未发现转移的早期 TNM 小细胞肺癌,主张积极手术,术后辅以化疗。对于多发淋巴结肿大、远处转移的小细胞肺癌,化疗或者同步放化疗是首选。

总之,对于"肺癌之王"小细胞肺癌,定期体检和严密观察肺部小结节的动态变化是较好的措施,一定要把它扼杀在早期的摇篮之中。

小贴士

TNM 分期系统是目前国际上最为通用的肿瘤分期系统,用 TNM 这 3 个指标的组合划出特定的分期。

"T"指肿瘤("Tumor"),指肿瘤原发灶的情况。随着肿瘤体积的增加和邻近组织受累范围的增加,依次用 T1 至 T4 表示。

"N"是淋巴结("Node"),指区域淋巴结受累情况。随着淋巴结受累程度和范围的增加,依次用 N0 至 N3 表示。

"M"是转移("metastasis"),没有转移者用 M0 表示,有远处转移者用 M1 表示。

肺癌的 TNM 分期是肺癌预后的重要理论依据，其中"T"指的是肿瘤本身大小，"N"指的是淋巴结是否累及转移，"M"指的是有无远处转移。综合以上 3 项因素，使得肺癌的分期得以实现，让大家明了每位患者是属于早期，还是中期、晚期，从而对预后有精准的判断。当然 TNM 分期不是万能的，但它无疑是最重要的预后判断指引。老百姓口中的早期、中期、晚期也只是一个大概的叫法，一般而言，TNM 分期中的 Ⅰ 期为早期，Ⅱ 期为中期，Ⅲ 期为中晚期或者局部晚期，Ⅳ 期为晚期。

国际抗癌联盟(UICC)最新版(第八版)肺癌 TNM 分期标准于 2017 年 1 月颁布实施。这是全球肺癌研究和治疗领域的一件大事，是推动新一轮肺癌诊断和治疗发展的重要指导性文件。

T/M	亚级/厘米	N0	N1	N2	N3
T1	T1a≤1	Ⅰ A1	Ⅱ B	Ⅲ A	Ⅲ B
	1＜T1b≤2	Ⅰ A2	Ⅱ B	Ⅲ A	Ⅲ B
	2＜T1c≤3	Ⅰ A3	Ⅱ B	Ⅲ A	Ⅲ B
T2	3＜T2a≤4	Ⅰ B	Ⅱ B	Ⅲ A	Ⅲ B
	4＜T2b≤5	Ⅱ A	Ⅱ B	Ⅲ A	Ⅲ B
T3	5＜T3≤7	Ⅱ B	Ⅲ A	Ⅲ B	Ⅲ C
T4	T4≥7	Ⅲ A	Ⅲ A	Ⅲ B	Ⅲ C
M1	M1a	Ⅳ A	Ⅳ A	Ⅳ A	Ⅳ A
	M1b	Ⅳ A	Ⅳ A	Ⅳ A	Ⅳ A
	M1c	Ⅳ B	Ⅳ B	Ⅳ B	Ⅳ B

　　新标准所采纳的数据来自 16 个国家的 35 个数据库,包含自 1999—2010 年 94 708 例肺癌病例。数据源于已建立的数据库(90 014 例),或通过电子数据收集系统(EDC)提交给癌症研究及生物统计学(CRAB)的数据(4 667 例)。

　　新的 TNM 分期建议仍然存在小的瑕疵,随着低剂量螺旋 CT 的应用和肺癌筛查的普及,Ⅰ期的患者明显增多,其中肿瘤最大径小于等于 25px(1 厘米)的肺部结节占多数。这部分患者需要进一步的深入研究。此外,研究已证实脏层胸膜侵犯(VPI)是重要的预后因素,但并未做出改进。

　　总而言之,肺癌的最新版 TNM 分期有了更进一步的划分,也更加实用,为早期肺癌的精准分期提供了理论依据。分期标准中有很多晦涩难懂的专业术语,但是您只要把病理的 T, N, M 写出,就可以按图索骥找到分期坐标,更多的信息内容是医生需要考虑的事情。

小贴士

　　肺癌的病理分类及 TNM 分期对患者的治疗、预后都有指导意义,它们互相补充,对肺癌患者精准治疗及个体化治疗的快速发展有促进作用。

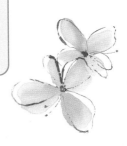

常见的非小细胞肺癌大致分为腺癌、鳞状细胞癌、大细胞癌和腺鳞癌4种。

最常见的非小细胞肺癌是腺癌，分为不典型增生（癌前病变）、原位腺癌、微浸润腺癌、浸润性腺癌等发展阶段，其恶性程度依次递增。

（1）不典型增生（AAH）。病灶通常小于5毫米，诊断需要结合组织结构、细胞学特征及免疫组化等多个因素进行。不典型增生在形态上与原位腺癌具有连续性，但是原位腺癌直径一般大于5毫米，细胞异性型更显著。

（2）原位腺癌（AIS）。T分期对应TIS，可分为黏液型及非黏液型。黏液型少见，病灶一般小于3厘米，且无神经、血管、淋巴管、胸膜及肺实质的浸润，肿瘤及周围正常组织内不存在肺泡内肿瘤细胞，手术切除后无病生存期（DFS）及无复发生存期（RFS）可达100%。由于发病率低，混合性原位腺癌在新分型中被取消。另外，对于直径超过3厘米的肿瘤，如果符合原位腺癌诊断标准，可诊断为"附壁生长为主，倾向原位腺癌"。

（3）微浸润腺癌（MIA）。T分期对应1a，可分为黏液型及非黏液型。黏液型少见，肿瘤直径一般小于3厘米，病灶浸润程度小于5毫米，浸润结构为腺泡、乳头、实体及微乳头成分，且无血管、淋巴管、胸膜侵犯及肺泡内肿瘤细胞。如出现脉管侵犯或者肺泡内肿瘤细胞，肿瘤则应该诊断为"附壁生长为主浸润性腺癌"。对于肿瘤直径大于 3 厘米、形态符合微浸润腺癌诊断标准肿瘤,可诊断为"倾向 MIA"。一般认为微浸润腺癌手术切除后无病生存期及无复发生存期可达100%,但是对于低分化类型,其生存期是否能达到 100% 仍有争议。

(4)浸润性腺癌(IA)。根据主要成分,可分为附壁为主型腺癌、腺泡型腺癌、微乳头型腺癌、实性腺癌和浸润性黏液腺癌。

鳞状细胞癌分为原位癌、角化性鳞状细胞癌、非角化性鳞状细胞癌及基底细胞癌。

大细胞癌为一类未分化的非小细胞肺癌,细胞学、组织结构及免疫组化等方面缺少小细胞癌、腺癌及鳞癌特征,必须动手术切除标本才能诊断。诊断大细胞癌首先需要腺癌免疫标志物、鳞癌标志物及黏液染色阴性,常需与实体型腺癌、非角化性鳞癌及腺鳞癌区别。新分期将基底样大细胞癌归于鳞癌亚型,将大细胞神经内分泌癌归于神经内分泌肿瘤。

腺鳞癌是指有腺癌及鳞癌两种细胞成分的非小细胞肺癌,每种成分需大于 10%。免疫组化常依靠特殊染色。

小贴士

肺癌分为小细胞肺癌和非小细胞肺癌两种。肺癌的病理分类至关重要,如何精确地分类使得大家明白某种肺癌分类的恶性程度、正确对待进一步的治疗,已经成为肺癌防治的最重要一环。

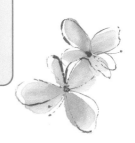

三、肺部小结节与肺癌的相关问题

24. 什么是肺部磨玻璃影？

"肺部磨玻璃影"是肺科疾病中的一个常见名词，在今天越来越多地被提及。从字面意思理解，无非就是像磨玻璃一样的影子，而人们更想知道的是：肺部磨玻璃影需要治疗吗？它跟肺癌有关系吗？笔者以前曾给肺部磨玻璃影做了一份"简历"，通过这份"简历"，相信读者朋友会对它有更多的了解。

姓名：肺部磨玻璃影。

简介：我有一个很有趣的名字，中文叫肺部磨玻璃影，英文叫GGO。你们在胸部计算机断层扫描检查时发现了我，那些密度轻度增高的云雾状淡薄影，样子与磨砂玻璃一样，就是我。我可以弥漫性散在生长，也可以仅聚集在局部，看起来像一个小磨玻璃结节。

性格：性本恶，偶"善良"。

大家不要谈我色变哦，我不一定是坏人（癌）。有时候，肺部有炎症、出血和纤维化（炎症后遗留的瘢痕）时都可以造就我。然而，我在更多的时候还是坏人，江湖险恶，好人太少哦。我从小就有个理想：我要争夺身体的控制权，我要当老大！

我肯定是从小逐渐长到大的哦，不会一开始就变成巨无霸。我小时候（小于1厘米）很纯、密度很低、圆脸、边界也清晰，这时我还不一定是坏人，你们叫我纯GGO，切除后多证实为腺瘤样不典型增生（癌前病变），或者是原位腺癌（对周围血管间质没有侵犯，不会转移），甚至极端情况下也可能是微浸润腺癌（对周围血管间质侵犯小于5毫米，潜在转移风险）。

当我逐渐长大变坏时，可能会出现实性成分增加，变得不那么纯了，你们叫我混合性 GGO。有时，我还会出现分叶、毛刺、空泡，造成胸膜凹陷、血管密集等改变，这时我多数已经是坏人了，你们叫我浸润性腺癌、恶性肿瘤。我体内的细胞子民喜欢进入人类的血管，遨游在红色的海洋里，任意选址安营扎寨，你们把这叫做转移，但只有这样，我这个老大当得才叫名副其实，手下有人，不是么?!

擅长：敌进我退，敌退我进。

讲到这里，是不是有点怕我？呵呵，起初我也很弱，没能力突破细胞间连接，也进入不到血管里去。只有给我充分的时间，我才会变强，逐渐突破层层壁垒，实现转移，这需要两三年或者更久，与机体免疫力有关。当我被你们发现时，不必惊慌：在我小、纯的时候，你们可以随访观察，一般地说，小于 8 毫米都可以 3～6 个月随访一次 CT；如果已经大于 8 毫米，或随访有长大趋势，或实性成分增多，或出现有许多坏人的征象，那就早点对付我吧，否则我的细胞子民迟早会占据身体的重要部位，之后我就是货真价实的老大；如果随访两三年我都没变化，那基本上没问题，但也并非绝对哦！机体免疫力强时，我长得很慢，甚至处于静止状态，但在合适的时机我会爆发的，除非我本来就是由肺部炎症、出血造成的，那是会缩小甚至消失的，而纤维化造就的我则不会变化。

弱点：隐藏再深也逃不出人类的工具。

提到对付我，不禁心悸，本是同根生，相煎何太急！我们可是共用一个身体的啊！你们最常用的是一种微创胸腔镜肺部手术残忍地把我切除。虽然有时我很小，而且所处位置隐藏得很好，不容易被你们找到，但你们人类又发明了许多GGO定位的方法，如定位钩、弹簧圈、术中B超……能够精确地在手术中找到我；最近还有人采用立体定向放射治疗（SRT）来对付我，利用放射线聚焦把我烧死烤糊，号称比电视辅助胸腔镜手术（VATS）手术效果好，但仍然存在争议。对此我爆料两点：第一，手术切除我，那我可真是不存在了，立体定向放射治疗在一段时间后才可能使我死亡，但也可能我的某个细胞子民很强大，自断手脚保护核心部位而活了下来也说不定哦，当然在将来也可能会营养不良而饿死，但是谁知道呢？万一我很耐饿呢？第二，手术也有风险，对于老年人、身体虚弱或多病缠身的人来讲，说不定会有很多并发症，实在耐受不了手术的人可以选择立体定向放射治疗，要不然你"挂"了，我也得陪葬！

小贴士

本文题目原为《肺部磨玻璃影自白——我要当老大》，曾获得2015上海卫生科技活动周卫生科普征文比赛一等奖。笔者的另一首同名诗《我要当老大》（*I Long to be King*）在美国权威胸外科杂志 *CHEST* 获得发表，价值比肩学术论文。

25.肺部磨玻璃影、结节、肿块各有哪些特点？

肺部磨玻璃影与结节、肿块是 3 个不同的概念,三者之间没有必然联系。

影与结节的区别在于:影是泛指影像学检查发现的阴影,大小不限,形状不限,而结节则是指 3 厘米以内、边界清晰的类圆形病灶。早期肺癌的影像学表现就是肺部小结节病灶,但肺部小结节不等于肺癌。在临床上,一般肺部小结节通常是指影像检查(X线或者CT)中发现的直径小于等于 2 厘米的类圆形病灶,小于等于 3 厘米的称为结节,大于 3 厘米的称为肿块。也有学者认为,分得太细并无意义,例如,2.2 厘米的结节与 1.9 厘米的小结节在临床上并没有本质的区别。这里为了叙述方便,把小于等于 3 厘米的结节统称为肺部小结节,统一叙述它们的特点。

在肺部小结节中,60%～70% 为良性结节,30%～40% 的结节为恶性结节,所以,发现肺部小结节万勿惊慌。区分肺部小结节的性质也是有规律可循的。一般类圆形病灶外形光滑、密度均匀、没有分叶和毛刺的多为良性;反之,外形不规则、有毛刺的多为恶性。临床医生根据影像检查结果,一般都能给出明确诊断或建议,我们不必纠结于有无肺部小结节。

　　肿块的良性和恶性也各有特点。从病理上看,肺部小结节的良恶性质各有不同,所形成的原因也不同。良性的肺部小结节包括错构瘤、硬化性血管瘤、肉芽肿病变、机化性肺炎、特殊感染,以及不典型腺瘤样增生等。恶性肺部小结节包括原位腺癌(对周围组织间质无侵犯)、微浸润腺癌(对周围组织间质侵犯程度小于等于5毫米)、浸润腺癌(对周围组织间质有侵犯,易转移),另有小细胞肺癌、鳞癌、大细胞肺癌、类癌等。

　　目前,医生从影像资料上能够读出来的肺部小结节特征与实际病理结果尚有一定差距,科研工作者正在寻找可以通过术前影像判断肺部小结节良恶性、浸润程度的评价方法。目前已经得出的"铁律"为:实性成分越多,浸润程度越高,即 CT 显示的磨玻璃成分越大,恶性程度越低;反之,恶性程度越高。

小贴士

　　在临床上,肺部小结节的发生有些会有具体症状。①肺部炎症、咯血:一般会有相应的发热、咳嗽、咯血等症状。②炎症过后的纤维化:没有症状或之前有过明显的炎症或出血病史。③癌前病变或已是癌的肺部小结节:多数没有任何症状。如果小结节长大到一定程度或者长在特殊位置,可刺激胸膜引起胸部隐痛,或者引起支气管刺激性干咳,或者痰中带血。

26. 肺部磨玻璃影、小结节一定是肺癌吗?

　　肺部磨玻璃影、小结节不一定是癌,病因包括肿瘤、感染、局部出血、纤维化,但经过积极 CT 检查随访没有消失或者继续增大的话,多数是肿瘤性病变。

　　肿瘤性磨玻璃结节(GGN)可以分为纯磨玻璃结节、混合性磨玻璃结节,前者病理基础为肿瘤细胞附壁生长,沿肺泡间隔生长,肺泡壁增厚,但肺泡腔未完全闭塞;混合性磨玻璃结节中的实性部分主要由纤维化或塌陷的肺泡结构构成,常常随着增大、实性成分增多而逐步进展,多遵循直线式、多阶段的发展模式。

　　低剂量薄层胸部 CT 动态观察有助于判定小结节的性质及之后如何处理,让时间来剥去 GGN 善于伪装的外衣,PET－CT 对于鉴别良恶性并不敏感。20% 的纯 GGN、40% 的混合性 GGN 在随访过程中变大,体积倍增时间常用来评价 GGN 的变化,一般肿瘤性的纯 GGN 是 1~2 年,混合性 GGN 是 2~3 年。因此,对于 GGN 的随访必须不得少于 3 年。

　　专家建议,GGN 最大直径大于 10 毫米,3 个月作一次 CT 检查,如果无变化或增大,建议活检或手术切除;纯 GGN 最大直径小于等于 5 毫米,无需进一步评估,可一年复查一次 CT 作为体检常规检查,纯 GGN 最大直径在 5~10 毫米时,建议 3~6 个月复查 CT,随访 5 年。对于混合性 GGN,最大直径为 5～10 毫米时,起初 3 个月复查 CT,若实性成分最大直径小于 5 毫米,则每年 1 次,连续 5 年。若实性成分最大直径大于 5 毫米,则建议活检或者手术切除。对于多发性纯 GGN,若最大直径小于等于 5 毫米,则每 2～4 年复查 CT;若最大直径为 5～10 毫米时,但无实性成分,需要 3 个月后复查胸部 CT 评估,如无变化,每年复查一次 CT,连续 3 年;若主要病灶为混合型 GGN,需要 3 个月后复查 CT,如无变化尤其是实性病灶大于 5 毫米,建议活检或者手术切除。

大家可以看到,对于 GGN 手术切除的时机、随访的时间和频次,都有了更进一步的划分,但是笔者想提醒大家的是,这些是基于同济大学附属上海市肺科医院的经验及结合国外的综合建议,目的是最大限度地减少由于复查 CT 带来的辐射损害,最大限度地增加肿瘤性 GGN 的确诊概率,在随访 CT 的辐射风险与肿瘤进展之间做出的平衡法则,让低风险的患者更放心地生活、工作,让高风险的患者更早介入治疗,而这当中每个患者的个体差异巨大,不能说按照这个法则进行随访就万无一失。

例如,上述多发纯 GGN 小于等于 5 毫米,2～4 年随访,并不能保证 2 年之内一定没有变化,这些都是建立在体积倍增时间及大宗病例数量的评估基础上提出的建议,并不是万能的,希望大家明白这一点,避免误会。科学在不断进步,也许将来会有基于对 GGN 进一步研究更精确的建议,那正是我们的工作。

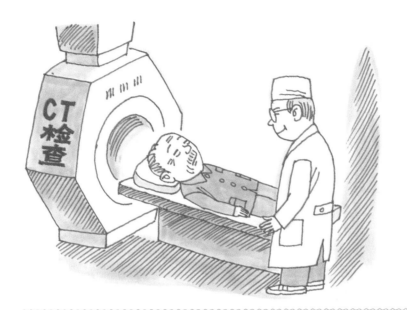

小贴士

　　目前关于 GGN 的基因及蛋白水平的研究也在进行，如 *P53* 基因、*EGFR* 基因的突变、癌胚抗原的表达水平都有助于恶性 GGN 的判断，但还没有确切的指引用于临床上的预筛，我们也期待进一步的结果。

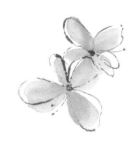

发现肺部小结节后,首先患者应到三甲医院复查薄层 CT,请教权威医院胸外科医生或者影像科医生。如果高度怀疑良性则不必手术,但应遵医嘱定期随访;不确定良恶性的也不用急着手术,可遵医嘱随访,需要的时候再手术;高度怀疑恶性的,则应尽早手术治疗。

产生肺部小结节与肺癌相关的高危因素是较明确的,包括吸烟史(既往、现在)、二手烟暴露、氡气接触、职业接触、肿瘤病史、肺癌家族史、肺疾病("慢阻肺"、肺纤维化等)。具有此类情况者需要定期体检。

那么,肺部小结节在什么情况下需要马上治疗呢? 对此,不同国家有不同的标准。国际共识是肺部小结节实性成分超过 5 毫米推荐手术治疗;中国的补充建议是小结节大于 8 毫米,经过 CT 随访出现实性成分增多,则考虑手术治疗。

目前,肺部小结节的治疗手段主要有以下几种。①微创手术:微创胸腔镜手术,创伤小,技术成熟,患者易接受,属于经典治疗方案。目前一致的建议是,可耐受手术的患者首选微创手术。②立体定向放疗:对于手术耐受性差、肺功能差、有高风险因素的患者而言,立体定向放疗是一种较好的替代疗法。但目前入组病例较少,随访时间短,且存有争议,因为如果漏掉一个癌细胞就容易复发。③化疗:仅限小结节肺癌有淋巴转移及远处转移的患者,可辅助化疗。④中药支持治疗:中药可以提高免疫力。⑤免疫治疗:目前较少,且存在日新月异的变化。⑥靶向药物治疗:

27.
发现肺部小结节怎么办?

必须明确基因突变情况下服用。其用药时机和用药种类正在探讨中，目前仅限于局部复发和有转移的患者选择使用。

手术治疗肺部小结节、早期肺癌是多年来的首选治疗措施。对于小结节而言，胸腔镜手术已经非常成熟，完全可以作为小结节的标准手术方式。

对小结节手术方式的选择也面临着像传统肺叶切除术式的挑战，切除多少才够，这是一个问题：切得太多，患者损失的肺功能太多；切得太少，复发的风险上升。要知道做出任何一个决定都会有相应的质疑，而这些都有赖于大数据的详尽分析、科学的深入研究、医学的螺旋上升方可解决。

小贴士

在上海市肺科医院，单孔、单操作孔、机器人辅助胸腔镜手术，以及剑突下、双侧同期胸腔镜手术都已经积累了丰富的经验。手术中的小结节定位的确是一个难点，我们既拥有多位"金手指"称号的外科医生，仅凭触感就可以定位；也拥有定位钩、弹簧圈、注射亚甲蓝、B超、影像导航定位、术中CT定位、电磁导航等多种先进技术，能够为术中的小结节精确定位保驾护航。

磨玻璃结节属于肺结节的一种,因为其实性成分较少,所以大多数磨玻璃病灶需要做薄层 CT 扫描才能发现。磨玻璃结节根据内部密度分为两类:如果病灶内不含有实性成分,则称为纯磨玻璃结节;如果磨玻璃结节中含有一部分软组织密度成分,则称为混合性磨玻璃结节,又称为部分实性结节。所有含有磨玻璃密度的结节都称为亚实性结节。从病理学分类来看,有相当高比例的磨玻璃结节最终被手术病理确诊为"原位腺癌或微浸润癌",其他还包括炎性病变、局限性纤维化、出血、不典型腺瘤样增生等。

长久以来,胸片是肺癌筛查最常用的方法,甚至说是目前国内最常用的方法,其优势是经济实惠、方便有效,常用技术是高千伏正侧位摄片。一般说,胸片可确定直径超过 10 毫米的肺内非钙化小结节,然而由于受到解剖结构重叠、密度分辨率较低等因素的限制,胸片检出小肿瘤的敏感性受到影响,其发现早期肺癌的数量约为低剂量 CT 的 1/8。可以说现代科学已经证明胸片筛查早期肺癌不能降低肺癌死亡率,也就是说,没有临床意义。胸部薄层 CT 扫描能够检出更多更小的肺结节。美国国家肺癌筛查试验(NLST)共筛查了 53 456 名无症状吸烟者,对其随机分为 X线胸片组和低剂量 CT 组,经过数十年的随访,证实采用低剂量CT 进行肺癌筛查可以降低肺癌死亡率达 20% 以上,表明低剂量薄层 CT 扫描在早期肺癌筛查中的明显优势。2014 年美国正式将低剂量 CT 肺癌筛查列入医保。

在薄层 CT 技术中,1024 成像是一种自创的综合靶扫描成像技术,主要技术参数包括:亚薄层扫描,矩阵 1024×1024,小视野

250 毫米(重建视野更小),生理通气辅助以及迭代重建降噪。在此条件下,图像的空间分辨率大大提高。1024 超高分辨率 CT 成像是目前用于磨玻璃密度灶定性诊断的最佳手段。在此基础上,首先确定病灶是否边界清晰、持续存在,然后评价其平均直径、代表性密度(CT 值)以及其他各种征象表现。通常认为直径大于 10 毫米、密度大于 −500 亨氏(HU)是提示病变具有侵袭性可能的指标。本方法的图像后处理也与一般不同,采用了独特的处理方式,具有更好的分辨率、更直观的表达方式,更加有助于定性诊断。经过术后随访得出,1024CT 诊断准确率可以达到 95% 以上,对于术前诊断提供的参考意义很大。

小贴士

　　胸部薄层 CT 是目前筛查早期小结节肺癌最为有效的工具,2014 年美国正式将低剂量 CT 肺癌筛查列入医保。胸部薄层 CT 扫描能够检出更多更小的肺结节。在薄层 CT 技术中,1024 成像是一种自创的综合靶扫描成像技术,空间分辨率大大提高。

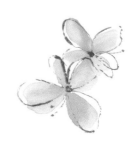

费莱舍尔学会(Fleischner Society)是美国肺部小结节的权威协会,该学会于2005年发布了有关实性结节的处理指南,2013年特别增加了亚实性结节处理指南。指南不断得以更新完善,可以反映当前对肺结节处理的思考。

2017年3月重新修改后的指南包括多处重要修正,以反映目前对肺结节处理的审慎:提高了对结节大小常规随访的最小临界值,推荐的随访间期以时间段取代具体时间,以使放射科医生、临床医生及患者有更大的自由裁量权去依据个体风险因素和选择权进行调整。实性和亚实性结节的指南将整合成一张简单的表格,包括了多发结节的特殊处理建议。

这个新指南代表费莱舍尔学会的共识,也体现了由胸部放射学、肺科学、外科学、病理学和其他学科专家组成的国际多学科合作组的共识。对旧版指南的更新是基于经验积累和新数据而完成。所有研究数据支持对小结节采取更温和的处理,偶然发现的结节则代表不同的人群,他们需要更灵活的临床管理路径。

以下推荐规范适用于CT偶然发现的成年人(35岁以上)肺结节。这些指南不用于指导已知原发性肺癌并有转移风险的患者,也不宜用于免疫功能不全且处于感染风险者,这类患者应该根据特殊的临床表现进行治疗。同时,因为肺癌在儿童和小于35岁的成年人中罕有发病,这些指南也不适用于他们。对年轻偶发肺结节患者,临床处理决策应该根据具体情况作出,临床医生应该知晓感染性原因远高于癌肿,一系列的 CT 检查应该减低到最少次数。

读者可以细读下表,这是目前美国最新、最权威的随访策略。

费莱舍尔学会 2017 成人偶发肺结节处理指南

结节类型	数量	风险/质地	小于6毫米(小于100立方毫米)	6~8毫米(100~250立方毫米)	大于8毫米(大于100~250立方毫米)	注释
实性结节	单个	低风险	不需常规随访	6~12个月复查 CT,之后考虑18~24个月再做 CT	3个月考虑 CT、PET-CT 或活检	结节小于6毫米不需常规随访,但个别高风险患者应确保12个月后随访,如结节形态学高度怀疑恶性、位于上叶,或两条均符合者
		高风险	可在12个月时做 CT 检查			
	多个	低风险	不需常规随访	3~6个月复查 CT,之后考虑18~24个月再做 CT		按高度怀疑肺癌结节的指南进行处理;随访间隔根据大小和风险进行调整
		高风险	可在12个月时做 CT 检查	3~6个月复查 CT,之后在18~24个月再做 CT		

续　表

结节类型	数量	风险/质地	小于6毫米（小于100立方毫米）	6~8毫米（100~250立方毫米）	大于8毫米（大于100~250立方毫米）	注释
亚实性结节	单个	磨玻璃	不需常规随访	6~12个月复查CT以确定病灶是否还在，之后每两年复查CT，直到满5年		对某些小于6毫米的可疑结节，考虑随访2~4年；如果出现实性成分或增大，考虑切除
		部分实性		3~6个月复查CT以确定病灶是否还在，如果病灶不变或实性成分维持在小于6毫米，需每年CT复查，满5年		部分实性结节在长到大于等于6毫米前难以定性，小于6毫米的结节通常不需随访；持续存在的部分实性结节含有实性成分大于等于6毫米时，应高度怀疑肺癌
	多个		3~6个月复查CT，如果稳定，考虑在第二年和第四年复查CT	3~6个月复查CT，随后针对最可疑的结节执行随访原则		多发的小于6毫米纯磨玻璃结节通常是良性的，但应考虑对高风险病例在第二年和第四年实施随访

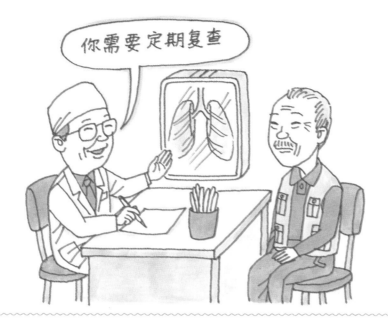

小贴士

    费莱舍尔学会是美国肺部小结节治疗方面的权威协会,该学会的指南(上表)对于肺部小结节的随访有着极强的指导作用。一般而言,它适用于 CT 偶然发现的成年人(35 岁以上)肺结节。这些指南不用于指引已知原发性肺癌并有转移风险的患者,也不宜用于免疫功能不全且处于感染风险者。但要提醒大家的是,任何指南都只是参考,也不必过于纠结现实临床中与指南的出入。

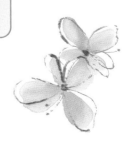

　　首先,胸部薄层 CT 可以清晰地展现肺部小结节的大小、形态、密度和内部特征,对于良恶性的诊断有着重要意义。有经验的医生往往根据肺部小结节的影像学特征去判断到底属于肺癌还是其他良性病变。这个判断准确的概率一般在 70% 左右,特别有经验的医生可能准确率会更高。薄层 CT 检查,根据影像学特征来判断肺部小结节的良恶性是目前的主流方法。

　　其次,正电子发射计算机断层显像,即 PET－CT 对于肺部小结节的诊断价值存在质疑。PET－CT 并非对于所有的肺部小结节都有诊断价值。

　　小的纯磨玻璃结节在 PET 上常常没有糖代谢增高,且很少发生淋巴结转移。费莱舍尔学会认为对于纯磨玻璃结节,PET－CT 的诊断价值有限。

　　对于部分实性磨玻璃结节,PET－CT 有一定价值。费莱舍尔学会建议对于有 8～10 毫米突出病灶的部分实性磨玻璃结节,可以考虑进行 PET－CT 的进一步检查,有利于更准确地评估预后及优化术前分期。

　　对于实性的肺部小结节,尤其是大于 10 毫米的肺部实性小结节,PET－CT 在判断良恶性方面往往有其优势。

　　总而言之,PET－CT 不是所有肺部小结节的鉴别神器,在纯磨玻璃结节、小于 10 毫米的磨玻璃结节的诊断上优势并不明显，对于直径越大、实性成分越多、纯实性的小结节,优势越明显。

最后,液体活检方法可判断小结节的良恶性。液体活检是通过采集患者体液(包括血液、唾液、汗液及分泌物等)对体内的肿瘤或移植器官状态进行监测的方法,试图用各种技术手段从体液里捕捉相关肿瘤信息,从而规避了传统方式需要手术、穿刺取样的局限性。值得一提的是,在肺癌发病早期,机体的免疫系统可识别肿瘤细胞内表达异常的蛋白,免疫应答在癌症早期有很强的生物信号放大作用,在肿瘤表型显现之前就可以检测到血清的抗体水平。与传统的抗原类标志物相比,自身抗体肿瘤标志物有天然的高特异性与免疫生物放大信号系统等独特优势,已经成为国际上肺癌早期诊断临床应用技术的发展趋势。

小贴士

液体活检是一个新兴的领域,还在不断发展中。我们也期待有更敏感的标志物,在创伤极小的情况下更精确地辨别肺部小结节的良恶性。

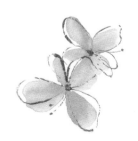

31. 肺部多发磨玻璃结节如何处理？

肺部磨玻璃影是指 CT 片上边界清楚或不清楚的类似"磨玻璃"的密度增高影，因为内部含有部分空气，具有磨玻璃的质感，但病变的密度又不足以遮盖其中走行的血管和支气管束。如果肺部磨玻璃影边界清楚，呈圆形或类圆形，表现为结节状，则称之为磨玻璃结节。

(1) 随访建议。持续存在的磨玻璃结节中，绝大多数变化缓慢。鉴于它是一种惰性的结节，目前的临床指南不建议对多发性磨玻璃结节采取过于积极的治疗方案。在费莱舍尔学会 2013 年发表的肺非实性结节处理指南中，对于多发性磨玻璃结节的随访治疗提出建议：

如果均为纯磨玻璃结节且没有突出病灶，则继续随访；如果多发磨玻璃结节中有突出的实性结节，则在首次检查后 3 个月进行 CT 随访证实病灶存在，如果病变持续存在，推荐活检或外科治疗，尤其是对内部实性成分直径大于 5 毫米的病灶。

而在 2016 年的美国国家综合癌症网络(NCCN)肺癌筛查指南中，对于多发性磨玻璃结节也有类似的随访流程建议。费莱舍尔学会认为突出病灶包括：部分实性特别是那些实性成分大于 5 毫米的磨玻璃结节；大于 10 毫米的纯磨玻璃结节；具有毛刺轮廓、空泡征或网格征的不典型的部分实性结节；纯磨玻璃结节或内部实性成分小于 5 毫米的部分实性结节，若随访过程中出现病灶大小或密度的变化，均要高度怀疑为恶性。

（2）外科切除。一般多发磨玻璃结节被认为是多个原发肿瘤而非转移灶，手术切除后的预后令人满意，即使是亚肺叶切除也不影响预后。虽然其病因仍不明确，但多发磨玻璃结节患者可能较其他人更容易产生新的磨玻璃结节。

外科医师还面临是否应当将所有的磨玻璃结节都同期或分期切除的问题。目前的发现是当切除主病灶后，无论剩余的磨玻璃结节病灶继续生长，还是出现新的磨玻璃结节病灶，或剩余的磨玻璃结节病灶未予处理，都不会影响患者的总生存率。因此，认为没有必要切除所有的病灶。当然，如果手术技巧上可行，而且又不损失过多的肺功能，一并切除肺部多发磨玻璃结节也是一个不错的选择。

小贴士

多发性磨玻璃结节的切除适应证目前还没有统一的标准，随着个体化治疗和精准医疗的发展，多发性磨玻璃结节的治疗需要提高准确性和精确性，减少患者不必要的创伤。肺腺癌新分类的提出及其预后意义为淋巴结清扫提供了更多的参考依据，随着术中冰冻病理切片诊断准确性的提高，术中对于淋巴结清扫的判断将更为准确。

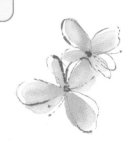

当一个人被疑似肺部小结节肺癌的问题所萦绕时,他的心理状态会在确诊前和确诊后发生变化。

在确诊前许多人是在单位或个人体检时发现肺部有结节或团块影,由于人们对疾病敏感性的提高,他极易想到的是肺癌。这种预感会引起患者焦虑和恐惧,促使他求医。在医生检查和确诊的过程中,患者常常踌躇于"是癌"和"不是癌"的两种观念中,这使得患者时而焦虑恐惧,时而又怀有希望。患者期待只是虚惊一场,这种心态一直持续到获知或确定真相为止。

确诊为肺癌后的心理反应会有 4 个发展时期。

(1) 休克——恐惧期。当突然听到诊断消息时,患者会感到心慌、眩晕,有时呈木僵状态,有些人无法感觉到自己强烈的情绪反应和情绪指向。此阶段主要情绪反应是恐惧。

(2) 否认——怀疑期。当患者从剧烈的心理震荡中恢复平静后,会开始怀疑医生诊断的正确性。患者可能会四处求医,希望能找到一位否定癌症诊断的医生。如果两位医生的诊断措辞上有细微差别,也会给患者带来一线希望。从心理分析的角度看,这是患者借助否认机制应对由肺癌诊断所带来的焦虑和痛苦。处于否认期的患者有不同程度上的怀疑、震惊、坐立不安、失眠、烦躁、易激惹等表现。

（3）愤怒——沮丧期。如果多位医生诊断一致，患者确信自己患有肺癌，情绪会变得易怒。此时患者"看什么都不顺眼，听什么都心烦"，愤怒的情绪有时会引起攻击反应。愤怒之余，患者又感到悲哀和沮丧（"为什么让我患上癌症"），严重时会感到绝望，甚至产生轻生念头和自杀行动。受悲愤情绪的影响，患者的生活习惯、饮食和睡眠规律均被打乱，以致食无味、睡不安。

（4）接受——适应期。患者最终不得不接受和适应患癌的事实，情绪开始逐渐平静下来，患者会动用心理能量来逐步调整自己的情绪状态，并借助现有资源投入治疗中。不过，大多数患者不能恢复到病前心境，容易进入一种长期的或轻或重的忧郁和悲哀之中。这种心态可能一直延续至治疗过程。

伴随医学治疗的开始，大多数人负向的情绪状态会在 1～2 周内逐渐减轻或减缓。在此期间，患者、患者的家属以及医护人员，要对患者的心理状态进行评估，如果其反应的程度和强度超出常态范围，要及时进行干预。对有自伤、自杀或伤害他人的患者要进行必要的危机干预，也可以请临床心理医生对患者进行专业的心理疏导。

小贴士

肺癌在大多数人的眼里依然是"不治之症"，面对突如其来的癌症，人们的反应就像面对地震、亲人去世、车祸等重大灾难一样，心理上要承受很大压力。了解患者确诊前后的心理变化，有助于患者及家属能够提前做好心理准备。

微创手术中体表切口非常小(3～5厘米)，所以，医生无法像开胸手术一样将手伸入胸腔、依赖于手的精细触觉来定位切除范围，而只能从体表切口伸入一只手指、在肺部表面探查定位肺部结节的具体位置，决定切除范围。这种方法对于大一些、质地明显较硬、位于肺胸膜表面的结节往往较为奏效，医生只能肉眼定位或手指触及 45％患者的肺结节。但是对于小于 1 厘米的结节，尤其是远离肺胸膜表面 1 厘米以上的结节，细胞增生程度较低，且与周边正常的肺组织差异不大，致使手指感觉此类结节的可靠性、精准率大打折扣，甚至在不延长切口的情况下无法定位结节。最初依赖触觉的方法显然属于高科技时代仍沿用的低端方法。

怎样才能做到精准切除、减少肺功能的损失呢？医生和影像学家以及器械厂商想了许多方法。目前，所有的定位方法均是围绕可视或可触来进行，而所有的方法包括高科技导航在内，均需要借助于 CT 的三维重建及定位。

(1) 可视。我们将地球表面分为七大洲四大洋，拥有各自的经度、纬度，拥有各自的坐标。如果将人的肺部看成一个地球的话，也存在这样的分法。医生将肺叶分成许多肺段，一般处于各个段中央的结节，医生可以切除相应的肺段；如果结节处于段的交界处，需要精确定位才可以在术中找到。平时体检的 CT 就像是在肺上划出经纬线，根据 CT 就可以精确定位出结节在肺的哪一个横向层面及纵向层面，并且测量出结节的经度、纬度以找到特定的坐标，从而精确定位。

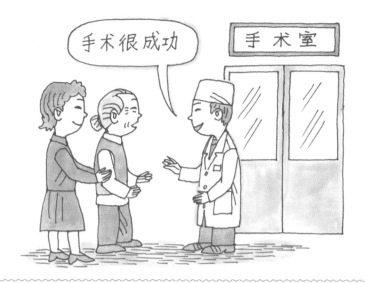

(2) 可触。可触方法有 CT 引导下线圈定位和注射示踪剂定位两种。

CT 引导下线圈定位的机制是术前通过 CT 定位将一枚约 3 毫米的金属弹簧圈通过术前的穿刺针输送到肺内病灶结节旁，因为金属质地较硬，这样就会使得术中更加容易被手指感知。相关研究证实，CT 引导下线圈定位有较高的切除率、较短的病灶切除耗时及手术耗时，同时减少切割缝合器的消耗（省钱）。相类似的方法还有在病灶周边注射硬化剂等，但因其过于坚硬容易影响术后的病理切片的阅读。

CT 引导下注射示踪剂定位也称无创 CT 引导下肺标记技术。目前临床上主要用亚甲蓝作为示踪剂，在术前用 CT 定位结节后，

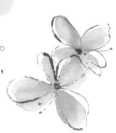

利用穿刺针将蓝色液体注射在肺表面,这样即使肺萎陷也可以看到肺表面明显不同于其他的部位。该方法避免了使用钢针带来的出血风险,但有时颜色会沿着肺泡扩散,使得切除范围扩大、精准度欠佳。

(3) 高科技手段。利用电磁导航支气管镜(ENB)技术用于肺小结节进行定位。所谓导航,是指定位目的地后指导如何从起始地点到终点的方法,宏观可用于行车或航海,自然微观可用于肺部结节的定位。目前这种方法的费用较为昂贵,却是未来定位的发展方向,因为它是从人类的自然腔道(如鼻腔、口腔等)进入,避免了对体表的损伤及出血的可能。相关研究证实,利用电磁导航支气管镜引导对肺小结节穿刺活检安全有效,可能减少肺楔形切除范围,并且不浪费手术时间。

纵观各种定位方法,它们各有特点。医生以及医疗器械工程师正在通力合作,研究怎样才能使得定位方法可以更加精确地定位结节,从而更加精准切除,减少对患者肺功能的损失以及疼痛等各种对患者的不利因素。

小贴士

肺部小结节肺癌需要精准定位才能做到无误切除,常用的定位方法有多种且各有特点。如何对肺部小结节进行精准定位已经成为目前的热点。

34. 单孔胸腔镜手术治疗肺部小结节有何优势？

早期肺癌最有效的治疗手段就是手术切除，一刀下去，病灶取出，疾病治愈。但手术都是有创伤的，如何将手术给患者带来的创伤降低至最小呢？那就得谈谈微创胸腔镜手术。

微创胸腔镜手术是在胸部打几个洞，通过其中一个洞放胸腔镜（类似摄像头，可把画面传输出去）到胸腔里面，主刀者通过外面的显示屏幕观察胸腔内的结构，其他几个洞则用于伸入手术器械相互配合，把病灶切掉，这几个洞就是后面所提到的孔。

微创胸腔镜手术最初采取辅助开胸切口、胸腔镜照明的方式，也就是在胸部开个大口子，胸腔镜头伸进胸腔内观察，这都是由于最初技术水平有限所导致的。之后过渡到胸部打 3 个洞（三孔）下操作的经典模式，随着手术技巧的进一步提高及经验的不断丰富，逐渐过渡到单操作孔（两孔）及单孔（唯一孔）下的操作。也就是说，微创胸腔镜手术的发展已经相当成熟，目前只需要一个 2～3 厘米的胸部小切口就可以完成以前 20 厘米切口下才能完成的手术。

微创胸腔镜手术治疗早期肺癌安全、有效，具有创伤小、恢复快、术后疼痛轻、肩关节功能影响小等优势，而单孔（唯一孔）胸腔镜微创手术更是减少了切口，减轻了疼痛，美容了皮肤，将患者的创伤降低到了最小，成为微创中手术的微创手术。

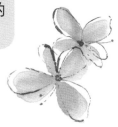

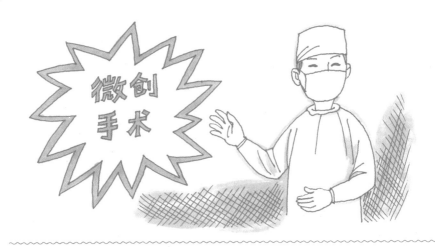

　　总而言之,微创胸腔镜肺部手术经过多孔向单孔(唯一孔)的变迁,更进一步减少了切口数量,减轻了术后疼痛,减少了手术创伤,体现了微创的巨大优越性。单孔(唯一孔)胸腔镜下肺部手术正在成为潮流。

小贴士

　　对于主刀医生而言,微创单孔(唯一孔)胸腔镜手术需要有丰富的微创手术经验积累。通过胸部唯一的一个小孔完成以前开胸的操作,需要主刀者技巧更加精细、娴熟、胆大、淡定。因此,微创单孔(唯一孔)胸腔镜手术考验的是主刀者的综合素质,而患者可以欣然接受高质量、高水准的手术。

四、治疗肺癌的方法

35. 手术是治疗肺癌的最有效方法吗？

手术在治疗肺癌的过程中已经成为相当重要的手段，但手术是不是治疗肺癌的最有效方法需要看肺癌的分期。大家都明白手术本身属于局部治疗，对于早期的肺癌，局部切除干净就可以达到临床根治的目的，是最有效的治疗方法。对于局部晚期肺癌，如纵隔淋巴转移的患者，必须整体综合治疗，手术只是其中的第一步，也就是说，手术只能把肉眼可见的癌组织切除，肉眼无法看见及潜在的转移微小病灶需要后期进一步用化疗、靶向治疗等综合手段来巩固疗效。至于晚期肺癌，手术已无法从中获益。

目前肺癌的手术疗法发展到什么程度呢？

从手术的入路方式来看，肺癌手术大体可以分为两种：开胸手术是治疗肺癌的传统手术方式，医生需要在胸部开一个口子，把肋骨撑开，然后把肿瘤切除；微创手术，手术过程一般是在患者身上打几个小洞，其中一个置入连接着电视的胸腔镜头，另外几个小洞供医生把肿瘤切除并取出。

微创胸腔镜手术发展至今，已经从最初的 4 个孔，变为现如今只需要一个 3 厘米的切口，就能完成传统开胸手术需要 20 多厘米切口的所有操作。

其实还有一种手术方式叫达芬奇机器人手术，医生可以直接操作机器人的手指进行微创手术，比传统方式更为灵活。但是因其价格太高且需要开孔较多的缘故，在国内使用得相对较少。

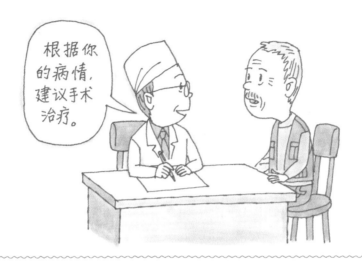

就手术方式来看,根据肿瘤的位置、情况,医生会制定不同的方案,采取不同的手术方式。最常见的肺癌手术有以下 3 种:①肺叶切除。把患者的一个肺叶完全切除,并且把它的支气管、血管、动脉全部切断。②楔形切除。将患者的肺切除三角形状的一部分,一般是应用于如原位癌、微浸润之类的小肺癌。③肺段切除。肺段比肺叶小,比楔形切除的要大,医生会按照它的解剖情况进行切除。

另外,还有袖式切除。当肿瘤侵犯到支气管或血管时,将支气管或血管切断再缝合即为袖式切除。如果肿瘤很大,导致肿瘤侵犯到身体的其他部位和器官,则需要视情况而进行食管重建、膈肌切除等手术。

肺癌手术中还有一个比较重要的环节,就是淋巴结清扫。一般来说,常规肺癌患者需要进行淋巴结清扫,把肺癌淋巴引流区域全部清扫以杜绝潜在的癌残留。这里有两个概念,一是淋巴结系统性清扫,二是淋巴结采样。清扫指的是把一侧肺所有的肺部淋巴结都摘除干净,术后并发症高,但清除癌细胞彻底性强;采样指的是对于肺部所有的淋巴结不进行清扫,只是进行各组淋巴结的不完全摘除,目的是明确肺癌分期,方便后续治疗。

淋巴结系统清扫与采样之争由来已久,支持清扫者认为只有清扫干净才算切除干净,可以提高生存率,也就是患者会活得更久;采样支持者认为如果淋巴结存在转移,肺癌已经成为一种全身性疾病,局部切除已经无法治愈,清扫再干净也仍然是不干净,且容易引起乳糜胸等并发症,明确分期后的放化疗更为重要。二者的学术之争也各自有文献支持,目前我们的经验及临床原则如下:对于原位癌不需要清扫淋巴结,微浸润癌可以进行采样,浸润性癌最好还是系统性清扫,宁可误杀好的淋巴细胞,也不愿放过一个癌细胞。

小贴士

医学存在局限,外科医生的任务不仅是做好手术,而且应该从实践出发,探索科学规律,针对不同类型的患者采取个体化的手术治疗方案,使得患者受益最大化。

36. 肺癌患者的手术风险有哪些？

手术是治疗肺癌最重要的手段。早期肺癌完全可以通过手术治愈，中期肺癌则可以通过手术，并辅以靶向药物、化疗、放疗等后续治疗来获得良好的生存率。

任何手术都会有风险。俗话说得好，"胸外没有小手术"，特别是以前需要把胸腔打开的情况下，是会影响呼吸、循环的，一不留神就会出问题。现在即使是微创胸腔镜手术，术中也可能会出现意外，如手术当中出现出血、神经损伤、器官损伤、心律失常、心跳骤停等情况。

术后恢复也会有一些意外。例如，术后血压升高、迟发性出血，需要进行二次手术开胸止血。举个例子，有的患者很胖，很容易在术后出现肺栓塞。因为肺部动过手术后，局部组织的血液循环就会和术前不一样，有的人就会形成血栓堵塞在那里，轻者是呼吸不畅，重者就是血压下降，整个人心肺循环都不好，甚至因此丢掉性命。详细的风险介绍如下。

(1) 手术风险。①麻醉意外；②大出血(肿瘤侵犯临近脏器及大血管，手术分离困难而致出血，危及生命)；③胸内神经损伤(如喉返神经、膈神经)；④心律失常、低血压、隐性冠心病；⑤心跳骤停及呼吸窘迫综合征；⑥肿瘤不能切除或者姑息性切除；⑦其他难以预料的危险及生命意外。

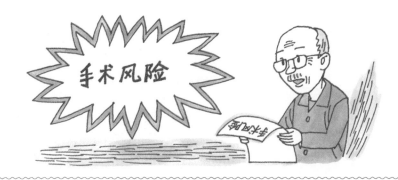

　　(2) 手术并发症。①渗血不止,胸管阻塞,血胸,再次开胸止血;②支气管残端瘘或支气管胸膜瘘;③心律失常或隐性冠心病、心衰;④心跳呼吸骤停;⑤神经损伤(如喉返神经损伤致声音嘶哑);⑥动静脉栓塞肺栓塞(癌栓等);⑦多脏器功能衰竭;⑧脑并发症(缺氧、栓塞、脑转移);⑨痰液潴留无力排除(肺不张,呼吸衰竭);⑩各种难控制感染(肺部感染、脓胸、切口感染等);⑪溶血,其他主要脏器出血(如肾、胃肠道等);⑫过敏性休克;⑬乳糜胸;⑭中转开胸;⑮其他意外(肠梗阻,骨转移,其他脏器转移)。

小贴士

　　肺部手术存在许多风险和术后并发症,虽然有些情况致命、严重,但医患双方的根本目的是一致的,都希望患者能从手术中获益,延年益寿。加强沟通,宣传科普,让患者更加深入了解肺部手术的风险、并发症,更加了解疾病的本质、手术的危险、医生的两难,携手创建和谐医患关系!

37. 选择微创胸腔镜手术还是开胸手术?

　　随着微创胸腔镜手术的发展,技术日益成熟,越来越多的患者选择了微创手术,但是开胸手术作为胸外科的经典手术方式,也有其传统的优点。例如,视野开阔,直视下操作,有出血及紧急情况下更方便处理,等等。是否选择微创胸腔镜手术治疗肺部疾病是一个让患者家属为难的选择。家属内心对患者充满期望,希望得到最好的治疗,创伤最小,获益最大。每当医生推荐一种手术方法,患者家属难免对另外一种方法充满好奇、疑惑、不解,随之带来的是两难的选择。这里提几点建议,让患者家属仔细体会,不求完全解惑,只求能有所帮助。

　　(1) 对于早期肺癌的治疗,对已确认的早期的、较小的肿块或淋巴结肿大不明显的肺癌患者,胸腔镜手术可以体现微创的优势,不断肋骨,恢复快,而且符合肿瘤治疗原则,完全清扫淋巴结,达到与开胸肺癌手术相同的效果,而且更具有微创优势,当然花费略微偏高一点。

　　(2) 对于局部晚期肺癌,肿块比较大,淋巴结肿大明显,或者严重侵犯血管,可能需要血管成形或者支气管成形。这样的患者开胸手术似乎更为保险,符合肿瘤治疗原则,达到淋巴结完全清扫,手术时间并不长,开胸获益之处超过了微创胸腔镜带来的微创优势,性价比更高。

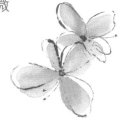

(3) 胸腔镜手术技巧的高超并不是所有疾病成为胸腔镜手术适应证的理由。随着微创胸腔镜技术的发展及熟练、普及,微创胸腔镜下进行血管、支气管重建并不是多么复杂、神奇的操作,甚至单孔胸腔镜下都可以完成支气管袖式切除或者隆凸成型手术。我们的意见是对于这类患者,可以先微创胸腔镜下探查,如果发现有可能违反肿瘤治疗原则,则毫不犹豫开胸处理。不建议仅仅满足于能够在微创胸腔镜下完成这类手术,必须把握好肿瘤原则及考虑患者的预后。手术技巧的高超并不是一味追求微创胸腔镜手术的借口,手术的目的是使得患者获益,而非单纯地为了做微创胸腔镜手术而做手术。手术时间的延长,淋巴结的破损,都会增加患者复发及并发症的发生概率。

在医患关系紧张的当今,希望多一分真诚,多一分理解,只有这样,医生方可得到尊重,患者才能得到更好的治疗,实现双赢。

小贴士

开胸手术和微创胸腔镜手术各有优点,到底选择哪种手术方式,患者容易纠结。实际上,要相信医生的选择,医生会具体分析、合理选择。

38. 放疗是治疗肺癌的后备武器吗？

　　肿瘤放射治疗是利用放射线治疗肿瘤的一种局部治疗方法，简称放疗。放射线包括放射性同位素产生的 α、β、γ 射线和各类 X 线治疗机，或者由加速器产生的 X 线、电子线、质子束及其他粒子束等。大约 60% 的肺癌患者在治疗癌症的过程中需要用放疗。放疗在肺癌治疗中的作用和地位日益突出，已成为治疗肺癌的主要手段之一。

　　在 CT 影像技术和计算机技术发展帮助下，现在的放疗技术由二维放疗发展到三维放疗、四维放疗技术，放疗剂量分配也由点剂量发展到体积剂量分配，以及体积剂量分配中的剂量调强。现在的放疗技术主流包括立体定向放射治疗(SRT)和立体定向放射外科治疗(SRS)。立体定向放射治疗包括三维适形放疗(3D CRT)、三维适形调强放疗(IMRT)；立体定向放射外科治疗包括 X 刀(X knife)、伽马刀(γknife)和射波刀(cyber knife)。X 刀、伽马刀和射波刀等设备的特征是三维、小野、集束、分次、大剂量照射，要求定位的精度更高、靶区之外剂量衰减得更快。

　　为了达到最大的肿瘤控制和最小的治疗副作用，现代放疗的最重要原则包括：合适的模拟定位，精确的靶区勾画，适形的放疗计划以及保证放疗计划的精确实施。哪些肺癌患者需要接受放疗呢？

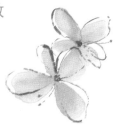

(1) 肺癌原发灶的放疗。①因合并内科疾病不能耐受手术的早期肺癌;②不能接受手术切除的局部晚期肺癌;③拟行手术的肺上沟瘤的诱导放疗;④小细胞肺癌患者的同步放化疗或序贯式放化疗;⑤原发灶肺癌切除术后的辅助放疗。

(2) 肺癌脑转移放疗,分为治疗性放疗以及预防性放疗。①预防性全脑放疗:对于小细胞肺癌患者,经过前期治疗,患者疾病明显缓解或病灶稳定,采用预防性全脑放疗,有助于降低患者颅内复发的风险,延长生存时间。但患者术前需要评估精神认知状况,如果患者精神认知状况较差或合并早老性痴呆,全脑放疗可能会加重其症状,需要谨慎考虑。②姑息性脑转移灶的放疗:肺癌脑转移患者,特别是有症状患者,放疗是脑转移治疗的首选治疗。目前立体定向放疗技术已成熟地应用在脑转移瘤的治疗中,立体定向放疗技术是单次大剂量的放疗,定位准确,效果更好,对脑功能损伤小,特别适用于单个转移灶或寡转移灶。而多发颅内转移应考虑全脑放疗,或者将其作为颅内脑转移复发的补救治疗。近年来的研究显示肺癌脑转移放疗结合靶向治疗可取得较好的疗效,有效地延长了此类患者的生存时间。

(3) 肺癌其他转移灶的放疗,主要以姑息性放疗为主。因肿瘤生长引起患者痛苦,如由骨转移疼痛、肿瘤堵塞或压迫气管引起呼吸困难、由压迫静脉引起血液回流障碍至浮肿、由脑内转移引起头疼、由肿瘤侵犯压迫脊髓引起瘫痪危险等,给予一定剂量放疗,可缓解症状、减轻痛苦,预防椎体骨折导致的肢体瘫痪。放疗剂量根据肿瘤部位和目的而异。

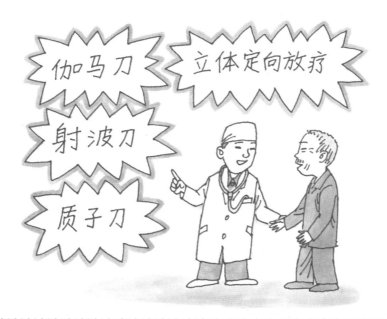

小贴士

　　目前,有许多放疗技术可以选择,包括伽马刀、立体定向放疗、射波刀、质子刀等,这些放疗技术应该如何选择,是不是越新越好? 实际上,最新的技术未必是最适合每位患者的技术,特别是许多新技术价格奇高,而且不被纳入医保范畴,给患者增加了很多经济负担,而实际疗效并不随其价格的飙升而提高,未必比传统的放疗技术疗效好。因此,没有必要一味追求最新最贵的放疗技术,应当适度选择价格合理而有效的治疗技术。

立体定向放射外科治疗具备普通放疗难以企及的优点：使用一次超常规、大剂量的窄束电离射线束精确聚集于靶点，使之产生局部性的破坏，利用靶内组织与周围组织所受的辐射剂量差或梯度而达到治疗肿瘤的目的。立体定向放射外科治疗的定位精度一般小于2毫米，通过数学几何原理，由计算机处理得到的剂量学参数，误差一般小于5%，传统放射治疗远远不及。根据病灶的大小、形态，相应地规划剂量分布，裁减剂量场的大小、形态，三维立体的适形过程，使立体定向放射外科治疗无论在时间上还是在空间上，都比传统放射治疗更加精确。立体定向放射外科的并发症和后遗症更加轻微，采取大分割剂量、大剂量照射，使之产生局部破坏，治疗周期短，一般需5～10天，很少出现脱发、皮肤红斑等临床放射性损伤症状。因为立体定向放疗有诸多优点，而且对于一些无法耐受手术的早期肺癌患者治疗效果很好，所以，就有了立体定向放疗替代早期肺癌手术这个提法。

英国著名的《柳叶刀》杂志曾经刊登过一篇文章，名为"治疗早期肺癌，立体定向放疗优于手术"。该报道认为立体定向放疗安全、有效，局部控制率高，而手术风险大、死亡率高，得出的结论是对于早期肺癌的治疗，立体定向放疗优于手术。该杂志引起国内众多学者的质疑及争论，认为这篇文章入组的患者数量太少(仅45例)，随访时间也很短(只有3年)，无法得出真正有效的结论。

在日本，立体定向放疗治疗早期肺癌的数据也很不错，曾经有85位早期肺癌患者本可以选择手术，但是最终接受了立体定

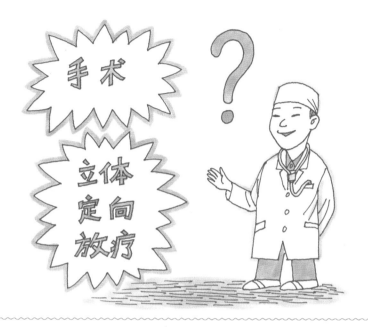

向放疗,5年生存率及局部复发率与手术组相比没有差别。对于无法手术的早期肺癌而言,立体定向放疗的确是很好的治疗手段,但是对于可以手术的早期肺癌患者而言,在目前的阶段及数据背景下,不选择手术却去选择立体定向放疗,仍然存在诸多疑问及争论。

　　立体定向放疗无法像手术那样去清扫淋巴结,对于淋巴结有转移的肺癌患者而言效果较差。对于没有淋巴结转移的早期肺癌而言,立体定向放疗是否真的与手术相差无几呢? 这需要数据来证实。目前有一些大型国际临床试验正在进行,据悉有的试验因为毕竟入组的立体定向放疗患者太少而中途放弃。立体定向放疗的确存在优势,但手术是把肺部小结节直接切除,体内不再有小结节,达到了根治;立体定向放疗安全有效,风险低,但肺部小结节肺癌的细胞死亡发生在放疗后的一段时间内,小结节还在肺部存在,如果剂量不够、靶区太小,都容易放掉癌细胞,产生复发,即便完全杀灭,小结节的"尸体"仍然存在于肺部,令人心中不安。

因此,对于没有淋巴结转移的早期肺癌到底采用何种方法,笔者的看法是:好的手术胜过坏的立体定向放疗,好的立体定向放疗胜过坏的手术,早期肺癌病灶越小,二者的疗效越趋向一致。一个设计合理、剂量足够、靶区精良的立体定向放疗可能比一个不成功的手术要强,一个成功的手术比一个漏洞百出的立体定向放疗方案要强。越小的病灶,立体定向放疗的疗效越可能接近手术根治的效果。

在现有医学证据尚不充分的前提下,如何选择合适的治疗手段,需要有经验的医生进行评估,理性分析,量体裁衣,制定合适的方案。

小贴士

对于无法耐受手术的小结节肺癌患者而言,立体定向放疗是首选;对于可以手术的小结节肺癌患者而言,二者的孰优孰劣存在争议。可以预言,结节越小,二者的效果差异越小。

40. 化疗是治疗肺癌不得已的选择吗？

化学治疗简称化疗，即用化学合成药物治疗疾病的方法，是目前治疗肺癌最有效的主要手段之一，并不是不得已的选择。化疗是一种全身治疗的手段，化疗药物随着血液循环遍布全身的绝大部分器官和组织，所以，对一些有全身播撒倾向的肺癌及已经转移的中晚期肺癌，化疗都是主要的治疗手段。肺癌化疗主要包括术前新辅助化疗、术后辅助化疗，以及晚期肺癌或转移性肺癌的一线化疗、二线化疗和维持化疗等。

（1）一线化疗、二线化疗与三线化疗。对于无法接受手术的中晚期肺癌、术后复发的患者，以及晚期肺癌转移或疾病进展者来说，接受的首次化疗称为一线化疗。二线化疗是指一线化疗后3个月内肿瘤复发或一线治疗期间肿瘤进展，这时采取的治疗方案叫做二线化疗。第二个化疗方案肯定与第一个化疗方案不同，二线方案如果无效，可以再选择第三个方案，这第三个方案就是三线化疗方案。现在一线化疗方案可以选择的药物很多，主要是含有铂类药物的两药化疗方案。

（2）辅助化疗。手术切除后的化疗称为辅助化疗。一般辅助化疗分为4个疗程，可以采用的药物与一线化疗方案类似，以含铂类药物的两药化疗方案为主，如果患者体质较差，可以考虑单药方案。一般术后3～5周开始第一个疗程，每3周为1个疗程。

(3) 新辅助化疗。手术前的化疗称为新辅助化疗。通过术前化疗,可以缩小肿瘤,减轻肿瘤负荷,增加手术全切除的机会,尽量把不能手术的肺癌转变为可切除的肺癌,延长患者生存期。术前新辅助化疗以2~3个周期为宜,既可达到术前新辅助化疗的目的,又可不过度影响患者的体质和免疫力,从而最大限度减少化疗后手术并发症的发生。新辅助化疗药物的选择类似于一线化疗方案。

(4) 维持化疗。一线化疗4个疗程之后,如果患者肿瘤得到控制,或者疾病稳定,可以继续应用原有单药化疗方案,预防性防止肿瘤进展,称为维持化疗。肺癌最常见的维持化疗方案为培美曲塞单药方案或吉西他滨单药方案。

小贴士

目前的研究资料显示,对于可耐受肺癌患者,相对于最好的支持治疗,以含铂类药物为基础的化疗能够明显延长患者生存期、减轻症状、改善生活质量。

41. 靶向药物是治疗肺癌的新型武器吗？

分子靶向药物治疗是近年新兴的一种治疗手段，是目前肿瘤治疗的"闪光点"。根据特定基因突变研制的靶向药物，给晚期肺癌患者的治疗带来了福音。分子靶向药物可针对特异性的基因突变靶点杀伤肿瘤细胞，而对正常细胞无害，具有副作用小、耐受性好等特点。因此，说它"稳、准、狠"，使患者的生活质量较传统化疗有了飞跃性的提高，大大改善了治疗效果，引发抗癌治疗理念的变革。

随着靶向药物研究的深入，一半以上的肺腺癌有已知和潜在的靶向药物，因此，大部分肺腺癌患者可以从靶向药物中获益。在过去没有靶向药物的时代，晚期肺癌患者中位生存期仅 8 个月左右，现在服用靶向药物可延长生存期 3～4 年。未来肺癌很有可能成为一种通过吃药可以控制的慢性疾病。

靶向治疗为攻击特异性靶分子而设计，分子靶向药物治疗的疗效会因人而异、因靶而异。因此，在用药之前，需在患者身上找到合适的"靶点"才能发挥其疗效。非小细胞肺癌个体化治疗方案的确定，依赖于基因突变检测的结果，这样靶向药物才能找到合适的靶点并充分发挥疗效。例如，研究发现，女性、腺癌、不吸烟、亚洲非小细胞肺癌患者表皮生长因子受体（EGFR）基因突变率很高，尤其亚裔患者的 EGFR 基因突变发生率为 30%～40%，高于欧洲患者的 10%～15%。因此，对酪氨酸激酶抑制剂高度敏感,这些晚期非小细胞肺癌患者可在确诊初期就选用特异靶向药物治疗,以最大限度提高治疗效果。

肺癌从发病机制上大体可分为两类:一类由吸烟所致,长期大量吸烟会引起 K-ras 基因突变,多为鳞癌、小细胞癌,目前尚无有效的靶向治疗药物;另一类是 EGFR 基因突变,多为非小细胞肺癌,靶向治疗对这类患者效果明显,可采用表皮生长因子受体酪氨酸激酶抑制剂,通过阻断致癌信号的传输达到控制癌症的效果。因此,有无 K-ras 基因和 EGFR 基因突变成为影响疗效的最重要因素。

近几年来,随着对肺癌分子生物学行为的不断深入研究,发现了多个可用于治疗的特异性靶位点,非小细胞肺癌已经被证实在分子水平存在驱动基因突变,从而导致肿瘤的发生,包括 EGFR、ALK、BRAF、HER2、K-ras、MEK1、MET、N-ras、PIK3CA、RET、ROS1 等。同时,有多种靶向治疗药物已被美国食品药品监督管理局批准临床应用或正在进行临床试验研究。

肺癌分子靶向治疗常用的治疗靶点有细胞受体、信号传导和抗血管生成等,其中表皮生长因子受体是目前最为主要的靶点,有多种药物均是针对此靶点,且在临床试验或临床应用中取得很好疗效。

肺腺癌作为占据非小细胞肺癌总数50%以上的"大户",是最常见的组织亚型。肺腺癌可以根据相关驱动基因突变进一步细

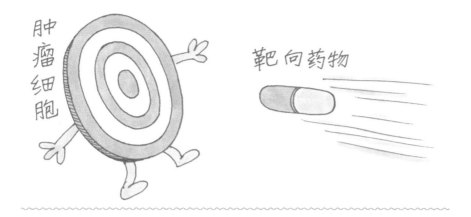

肿瘤细胞

靶向药物

分成更多的亚群。截至目前,这些驱动基因包括 *EGFR*、*K-ras*、*HER2*、*PIK3CA*、*BRAF*、*MET* 基因突变和 *ALK*、*ROS*1 和 *RET* 基因重排。

鳞状细胞癌在非小细胞肺癌中排名第二,占 20%～30% 的病例。在鳞状细胞癌中,*EGFR* 基因突变非常罕见,只有成纤维细胞生长因子受体 1(*FGFR*1)的基因扩增、盘状结构域受体 2(*DDR*2)基因突变和 *PI3KCA* 基因的扩增和突变比较常见。针对以上变异的靶向治疗药物在临床上也确实非常有效。

小贴士

分子靶向药物治疗已经成为对付肺癌的精准武器,随着靶向药物的开发进展,肺癌有可能成为可防可治的慢性病。

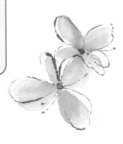

随着肿瘤发病率的逐年提高,人们对肿瘤治疗的关注日益增加。寻找一种高效、无毒的方式治疗恶性肿瘤,无疑是医生和患者共同的梦想。人体免疫系统作为人体"自卫队",是保护机体不受外界疾病侵袭的关键保障。因此,通过免疫介导杀伤肿瘤细胞的治疗方法,其意在通过增强机体的免疫反应或利用各种方法调动机体免疫系统反应来抵抗肿瘤细胞,目前已成为焦点所在。采用相关的手段来调动人体"自卫队",给癌症治疗带来了新的希望。

免疫治疗如何识别"伪装者"呢？不得不说,肿瘤细胞太厉害了。如果说免疫系统有 10 种杀死肿瘤的方法,肿瘤细胞就有第11 种方法来逃避免疫系统的识别或攻击,我们称之为免疫逃逸。例如,它们可以"伪装"自己,让免疫细胞无法识别,甚至"策反"免疫细胞让免疫细胞为其服务。

大多数肿瘤患者的免疫系统是健全的,能对肿瘤的生成起到监视的作用。但是,当肿瘤能在人体中被检测到的时候,肿瘤细胞其实已经逃脱了免疫系统对肿瘤的免疫监视。因此,当肿瘤生长出来时,免疫系统已经输了第一仗。

肿瘤免疫疗法是针对人体免疫系统通过增强免疫效应来杀灭肿瘤细胞,从而治疗癌症。广义的免疫疗法包括 4 种：非特异性免疫刺激剂疗法、免疫过继疗法、免疫检查点阻断剂疗法、癌症疫苗疗法；狭义的免疫疗法则指免疫过继疗法、免疫检查点抑制剂疗法。

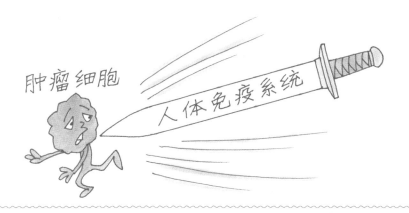

肿瘤细胞

人体免疫系统

免疫检查点是通过调节免疫反应来维持自身耐受并保护周围组织的免疫抑制性通路,肿瘤细胞利用这一特性逃避免疫细胞的攻击。目前,肺癌研究最广泛的两个免疫检查靶点即细胞毒性T淋巴细胞相关抗原4(CTLA-4)和程序性死亡受体(PD-1)。

免疫过继治疗是将患者自体免疫细胞在体外处理,加入特异性抗原或细胞因子刺激,筛选并大量扩增具有高度特异性的肿瘤杀伤性免疫效应细胞,然后回输到患者体内杀灭肿瘤的一种治疗方法。例如,最近两年,科学家研究出不同的方法来加强T细胞的威力。T细胞是抗击肿瘤细胞的"先锋",它能够在肿瘤细胞表面打孔,再把一些特定的酶通过孔道注入癌细胞,最终将癌细胞整个消灭。

这主要有两种方法。①"检查点阻断"。肿瘤细胞有一项本领,会让T细胞"昏睡",从而失去杀伤肿瘤的活力。注射阻断检查点CTLA-4或者PD-1的抗体可以使T细胞"醒来",从而保证

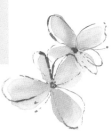

其继续发挥作用。这一疗法在治疗黑色素瘤和非小细胞肺癌中取得显著效果。②"改造细胞"。先从患者体内抽出T细胞，通过基因改造，让它们能同时承担识别、锁定、杀伤癌细胞等一系列任务，提升效率，增强威力。这类方法用于治疗白血病这样的非实体瘤效果显著。在这个方向上，嵌合抗原受体-T细胞疗法(CAR-T)是目前的热门。数据显示，在不少侵袭性白血病病例中，CAR-T细胞能把患者体内的癌细胞完全消灭。这一方法于2012年开始在美国被用于临床治疗，在国内也有成功的临床试验案例。

即便这两种免疫疗法在某些肿瘤上取得了良好的疗效，但这两种治疗手段的很多机制还需要进一步研究，比如我们现在还很难判断一种疗法是否会对一个特定的患者有效还是无效。但无论如何，免疫治疗直指肺癌的发生源头，为患者带来无限光明，相信随着各种免疫制剂的开发，肺癌成为慢性病的可能大为增加。

小贴士

近年来，国内外免疫治疗发展迅猛，被认为是继手术、放射治疗、化学治疗之后，对肿瘤有明确治疗效果的又一重要疗法，已经被广泛应用于多种恶性肿瘤的治疗。我们需要提醒公众的是，对于疾病，特别是癌症，每个个体的独特性是很大的，一种药物或治疗手段在某个人身上有效，并不意味着在其他患者身上也有同样效果；在一类癌症中有效，并不意味着在另外一种癌症中也有同样效果。这仍然需要长期的深入研究。

五、肺癌的康复与其他

许多患者都会有这样的疑问,怎样才算肺癌治愈? 接受根治性手术的肺癌患者,门诊复查时医生会建议患者早期不要化疗,这样就算是肺癌治愈了吗? 患者通常认为是治愈了,因为已经做了根治性手术啊,要不怎么就叫根治性手术呢? 其实这种治愈仅仅是临床治愈,也就是从临床角度而言,癌肿被切除了,也进行了后续的治疗。但真正的治愈不仅仅包括临床治愈,还应该包括预防,预防与治疗共行,杜绝肺癌的再次复发,这样才可以算得上是真正的治愈。

肺癌属于癌症,癌症是怎么产生的呢? 总体来说有局部观点和整体观点两类。

(1) 整体观点。该观点认为癌症本质上是一种全身性疾病,一代又一代的医生在漫长的一千多年里,以自己的经验和实践不断表达下面的观点:我们看待癌症必须像看待其他慢性病一样,它的成因必定是由于体质的改变,引起某种倾向、某种生理功能或调节功能的失调以及某种体液的腐坏所导致的。肿瘤的发生就是因为复杂的体液失调所致,以及身体无法去除全身蔓延的毒素而成。先后流行的理论包括胆汁理论、刺激性体液理论、淋巴理论或者体液失调理论,这些理论有一个共同点:癌症属于全身性疾病,肿瘤只是疾病的一个症状。这些理念是最贴近当今看待癌症的最新观点,也是肿瘤全身治疗理念的基础。

(2) 局部观点。随着科技的进步和医疗革命的发生,医生们常常被一堆新的理论所冲击,将注意力放在细胞上,体液病理学的观点逐渐被忽略,癌症的起源过程也被遗忘。局部观点的最早提出者是意大利病理学家莫尔加尼,他认为癌症发生在器官里,癌症发生是因为器官发生病理改变。19 世纪最著名的病理学医生菲尔绍发现癌细胞会扩散,而结缔组织是所有恶性肿瘤的生长基础,他认为所有发病过程均在细胞内,这让所有的研究人员都坚信癌症是局部疾病。尽管如此,菲尔绍依然坚守一个理念:身体应该被视为一个整体,他认为当体液发生失调后,身体才会有患病的倾向,体内的各种生长和发展也是取决于人的体质。

因此,我们需要用整体观点来审视癌症,运用全身性的综合疗法来治疗癌症,预防肺癌的再次复发。只有如此,肺癌才有可能真正被治愈。

小贴士

肺癌的"临床治愈≠肺癌治愈"。从目前的抗癌实践来看,用整体观点来审视肺癌是妥当的,选用全身性的综合疗法来治疗肺癌是合适的。

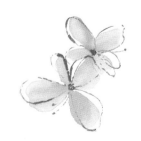

肺癌术后康复包括生理和心理两个方面。生理方面的康复主要是肺功能的恢复,手术切除了部分肺组织,造成肺功能下降,影响人体的通气和换气功能,为了术后更快、更好地康复,要从以下几点进行。

(1) 术前准备。①患者学会腹式呼吸和深呼吸咳嗽动作;②家属会正确使用拍背器,术后帮助患者拍背排痰,减轻患者单靠深呼吸咳痰导致的疼痛;③咳嗽气喘等较重的患者术前就要开始应用一些止咳化痰药物,雾化药、口服药等都可以;④术前将血压、血糖控制在合理范围内。

(2) 术后肺功能锻炼。①尽早下床活动,术后第二天就鼓励患者下床活动,以促进手术切口愈合,防止下肢深静脉血栓形成等。如不便下床,床上也要多多活动下肢。②患者自己深呼吸之后咳嗽咳痰,家属可以帮忙拍背咳痰,防止痰咳不出来引起肺炎等并发症。③术后吹气球或使用呼吸训练器,帮助肺功能恢复。术后呼吸功能明显下降,加上术后刀口疼痛,患者往往不敢咳嗽或无效咳嗽,容易导致肺不张和痰液排出不畅,进而导致坠积性肺炎。

(3) 术后饮食。患者术后的身体往往比较虚弱,所以应尽早进食,先半流质饮食,如不腹胀,再过渡到普食,食物选择要以清淡、细软、易消化吸收为主。还应注意膳食平衡,适当进食高蛋白食物以补充营养。术后患者由于活动较少,容易便秘,可以多吃香蕉等促进消化。术后患者进食少,容易引起低血钾,可以多喝橙汁以补充钾。

(4) 术后心理康复。对疾病预后的担忧,加之术后体质虚弱和手术瘢痕疼痛等,患者心理方面都承受较大的压力,很容易造成焦虑不安、精神抑郁等问题。医生要及时跟患者沟通,以缓解患者的焦虑情绪。肺癌术后康复是很重要的一个治疗环节。快速的康复可以让患者尽早摆脱病痛的困扰。因此,需要医护人员、患者及患者家属通力配合,才能让患者早日康复。

小贴士

肺癌术后康复包括生理和心理两个方面。生理方面的康复主要是肺功能的恢复:学会腹式呼吸和深呼吸咳嗽动作、正确使用拍背器,术后帮助患者拍背排痰,加强呼吸功能锻炼。心理的恢复更为重要,心理压力容易造成焦虑不安、精神抑郁,尽快康复可以让患者尽早摆脱病痛的困扰。

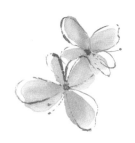

从西医的角度来看,肺癌有外因,也有内因,外因和内因是相互作用、相互影响的。外因包括吸烟、环境、烟雾等空气污染、职业性呼吸系统致癌物、营养问题等。内因包括遗传易感性、心理、性格、习惯因素、月经史和雌激素紊乱等。

从中医的角度来看,肺癌无外乎正气虚损和邪毒内积两个方面。肺脏气血阴阳失调是肺癌的主要病理学基础,比如年老体衰、慢性肺部疾病,或七情内伤,或过度疲劳,都耗费肺气,使得肺之正气虚损。而长期吸烟、环境污染、辐射损伤都会导致肺气有淤滞,毒淤互结,形成瘤块,耗损正气。

西医最注重证据,讲究客观存在的科学依据,细化到分子水平去寻求人患肺癌的各种蛛丝马迹,探索各种因素之间的联系及对肺癌发生的确切作用,是医学发展的必然。中医是祖国医学瑰宝,注重前人数千年的医学经验,辨证论治,从整体观念出发,强调生活环境、饮食调治、体质锻炼等综合性因素对人体的影响,阴阳平衡贯穿整个中医史,是医学的哲学体现。

事实上,中医的辨证论治、阴阳平衡理论完全可以充当西医的"内功心法"。近年来西医的强调个体化治疗、精准治疗,其实也符合中医的辨证论治,而原癌基因与抑癌基因的相互作用恰恰凸显了中医的阴阳平衡。中西医结合势必会带来对肺癌多方位及更深入的了解,希望大家在这两方面都能在意。

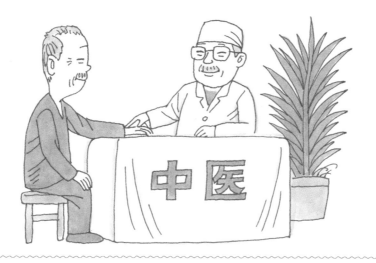

小贴士

　　中医是肺癌综合治疗中不可缺少的部分,贯穿于肺癌的整个治疗过程。中药不仅能抗肿瘤,还能调整机体的免疫功能,减轻患者放化疗后的不良反应,如恶心、呕吐、胃纳差、大便干结等。另外,中药还能益气养肺,促进肺癌患者术后康复并预防术后复发和转移。

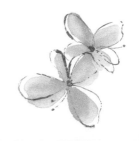

中医认为,肺癌是一种本虚标实的疾病,治疗时应该扶正与祛邪并用。然而,在临床中放化疗乃至手术对肺癌患者来说都是"双刃剑",在抗肿瘤或摘除肿瘤的过程中都会耗伤肺癌患者的正气,导致出现不同程度的气虚、阴虚、血虚,乃至气血阴阳俱虚。因此,在不同的治疗阶段,合理地调配饮食对患者的治疗有事半功倍的作用。

化疗药物尤其是含铂类药物对消化道有刺激,因此,很多肺癌患者化疗后出现恶心、呕吐、脘闷、纳差或便秘等症状,辨证属中阳不振、痰湿内停,故宜服温中化痰、和胃降逆之品,如薏苡仁、山药等。放疗在中医里属于"火毒""热毒",放疗后很多患者会出现进食后胸骨后疼痛、烧灼感,多伴口干、舌红、苔黄、脉数等症状,为火热伤津、耗气伤阴的表现,故宜服清肺润燥、滋阴清热之品,如川贝、雪梨、石斛、麦冬等。放化疗后患者容易出现骨髓抑制,如白细胞减少、贫血、血小板下降等副作用,严重影响患者的免疫功能及下一步的治疗,在中医里属于先后天之本亏虚,可给予健脾生血、补肾固精生髓之品,如人参、黄芪、当归、熟地、花生衣等。

肺癌术后患者体质虚弱,正气亏虚,常见乏力、倦怠、自汗、纳差等气虚、血虚症状,故宜服益气补血之品,如黄芪、党参、当归、红枣等。术后患者恢复期间饮食总原则以清淡、细软、容易消化吸收为主,在食物选择与进补时,不要急于求成,可从流质饮食开始,无明显不适反应时,再过渡到半流食、普食。选择饮食时,还应注意各种营养平衡,以利于术后机体的康复。

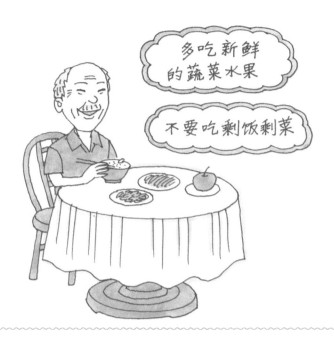

小贴士

　　肺癌患者无论是带瘤生存还是术后状态,都应该健康饮食。①忌辛辣刺激性食物,如辣椒、花椒、胡椒。②忌霉变、烟熏、腌制的食物。③忌烟酒,尤其避免接触二手烟。④多吃新鲜的蔬菜水果。⑤不要吃剩饭剩菜,因剩菜剩饭中含有大量亚硝酸盐,亚硝酸盐进入人体内能形成致癌物亚硝胺。

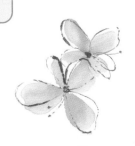

面对癌症带来的痛苦，我们还能做些什么？我们该如何做才能战胜对疾病的恐惧，进行心理康复呢？

（1）不要相信"癌症＝死亡"。世界卫生组织对癌症有 3 个"1/3"的论断：1/3 的癌症可以预防；1/3 的癌症可以治愈；还有 1/3 的癌症可通过医疗手段改善患者的生活质量并延长生存期。

（2）合理宣泄不良情绪。"你不是一个人在战斗"，不要一个人独自承受疾病的痛苦。如果完全沉浸在自己的世界里，会使自己陷入更糟糕的情绪中，所以，参加社交活动，和朋友继续保持联系，可以适时宣泄自己的不良情绪。

（3）走进大自然，坚持锻炼。根据自己的体力，制定适合自己的锻炼计划，去公园、海边、草原或者丛林中走走，呼吸清新的空气，有氧运动会让烦闷的你心胸开阔，也可以参加一些适宜的广场舞蹈，随着音乐的律动舒展身心。

（4）培养兴趣爱好。比如写日记，通过文字表达自己的内心感受，也许记述的过程会让你沉淀思绪，找到内在的安宁；也可以学习绘画、听音乐等，抒发心绪，释放心情。

（5）参加同类病友的联谊会。认识一些真正理解你的感受的人和小组，相互支持。同病相怜的朋友的支持和理解，会让你找到归属感。或者以疾病为契机，成为一名志愿者，找到更好的渠

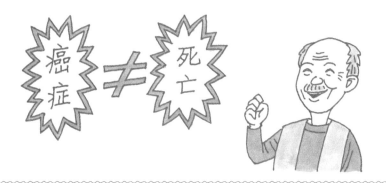

道和方式舒缓自己的情绪,并且可以发挥余热,温暖他人和自己。

(6) 寻求心理医生的帮助。心理医生是经过专业培训的心理治疗师,可以倾听、理解自己的处境,帮助宣泄不良情绪,促进更好地认识自己和理解自己;能够帮助改善婚姻、人际关系,以及因生病后激化的家庭矛盾,陪伴走过艰难的时光;帮助恢复良好的精神状态,卸下心里的包袱,拥有足够的勇气和智慧应对生活的困境。

小贴士

与癌症的"战斗"也许应该是从战术上超越"战斗",接受一切存在、自然的美好与缺憾,不去强求彻底消灭癌细胞,而是在医学可控的范围内学会与"瘤"共存,在最大程度上保持平常的心态,珍惜有限的生命,提高生命的质量。

全身疗法可以为癌症晚期患者延续有价值的生命长度。早在 1931 年，瑞士巴塞尔大学医院的外科部医疗主任亨斯臣认为：癌症是一种全身性的疾病，必须使用全身性医疗与手术来治疗。几年之后，另一位杰出的外科医生法兰兹·克尼格也提出：治疗癌症不完全是一个手术的问题，它很大程度上取决于身体的防御能力。

癌细胞以让人措手不及的速度在人体组织里开始繁殖，用一般的手术、放疗和化疗都无法彻底治愈。这种情况不只说明癌症的破坏力，还反映出一般治疗技术以及这些技术对于癌症的观点存在局限性。这些治疗方法都有一个共通处：它们都把癌症局部化了。

全身疗法更看重免疫力的恢复可以成功阻止肿瘤复发。早在 1962 年，鲁宾提出报告，那些无法开刀也不适合做放射治疗的患者，他们的寿命、痊愈情况与身体的抵抗力之间有直接的关系。防御系统如果很强，身体对手术的反应就会很好，而且常常痊愈。抵抗力衰弱的人则完全不同，他们的反应很差，而且后来会出现明显复发的迹象。

因此，面对晚期肺癌患者，我们没有任何理由去放弃临床上已无法医治的患者。全身疗法包括两个基本的目标：①尽可能移除肿瘤，甚至让无法开刀的肿瘤变得可以开刀，或对放疗有反应进而放疗有效果。②用特定治疗的方法，把身体看成一个整体，将恶性疾病祛除。这两个目标并非互斥，必须同步进行，而且彼此相辅相成。无法用手术和放疗处理的肿瘤,也许仍然会对免疫疗法、化疗等疗法起反应,如果将所有的方法都统合在全身疗法的架构下,它们就能发挥出最大的效益。支持局部观点的人,认为绝大多数的晚期癌症患者没有希望而放弃治疗,但如果采用全身疗法(包括免疫疗法)就有可能会可以治疗。

面对晚期肺癌,医生不能说不,全身疗法、身心支持与安慰都有可能会带来更好的结局!

小贴士

把肺癌当作局部疾病而忽略全身治疗,这个理念并不正确。正确的理念是疾病成功治愈的基础。肺癌的发生和发展是一种特定的、全身性的、慢性的、退化性疾病。以全身治疗为理念,视患者为整体,寻找肺癌发生的原因,早期发现,科学治疗;积极锻炼,合理饮食,注重那些能够移除肿瘤环境、同时强化身体防御力的疗程,防、治同行!

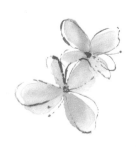

49. 如何预防肺癌？

世界卫生组织下属的国际癌症研究机构向公众提供了 12 条预防癌症建议。

第一部分建议与烟、酒及饮食有关,包括:不要吸烟、不使用任何烟草制品;在家中禁止吸烟,支持在工作场所禁烟;食用足量谷物、豆类、水果和蔬菜,少吃热量较高的食物,不喝含糖饮料,避免食用香肠、火腿等肉制品,最好不饮酒,若饮酒要有节制。

第二部分与锻炼及环境防护有关,包括:每天应进行体育锻炼,避免久坐;采取合理措施维持健康体重;注意防晒,使用防晒用品,儿童尤其应避免暴晒;在工作场所尽量避免接触致癌物质,检查家中氡含量水平是否超标。

如果根据上述原因预防癌症,会极大减少肺癌的发病率。例如,从烟草流行到其导致癌症发病高峰一般有 40 年的时间间隔,吸烟者数量巨大及其增加趋势,将导致未来肺癌等癌症发病率的增长。如果全面控制吸烟,可减少 80% 以上的肺癌病死率和 30% 的癌症总病死率。另一方面,及早发现、及早治疗是减少癌症死亡率最为有效的方法。当肺癌处于早期阶段的时候,手术往往很有效,再结合术后的锻炼,提高身体抵抗力,杜绝肺癌的复发,生存期会大为延长。

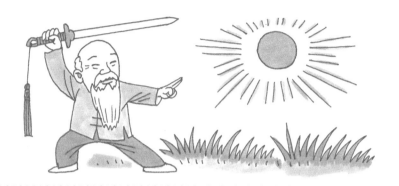

世界卫生组织对癌症有 3 个"1/3"的论断：1/3 癌症是可以预防的；1/3 癌症是可以早期发现经治疗而临床痊愈的；另外 1/3 癌症患者也能通过现有的医疗措施提高生存质量，改善预后。因此，根据癌症防治的结果，越来越多的意见倾向于人类战胜癌症的根本出路在于预防。例如，在全球范围加强禁烟措施，推广健康饮食，能使癌症患者数减少 1/3。最新研究显示，每天进食 500 克蔬菜水果，可以使食管癌的发病危险减少 1/4。对于个人如何预防癌症，研究人员认为即便遗传在癌症发病和发展中起着重要作用，但个人的生活方式对于防癌起着更大的作用。

小贴士

从整体的观念来看待肺癌，早期发现，科学治疗，积极锻炼，合理饮食，注重那些能够移除肿瘤环境、同时强化身体防御力的疗程，防、治同行，杜绝肺癌的发生和发展。

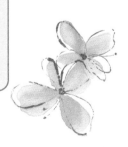

图书在版编目(CIP)数据

肺癌防范/赵晓刚编著;上海科普教育促进中心组编.—上海:复旦大学出版社:
上海科学技术出版社:上海科学普及出版社,2017.10
("60 岁开始读"科普教育丛书)
ISBN 978-7-309-13280-9

Ⅰ. 肺… Ⅱ.①赵…②上… Ⅲ. 肺癌-防治-普及读物 Ⅳ. R734.2-49

中国版本图书馆 CIP 数据核字(2017)第 239062 号

肺癌防范
赵晓刚 编著
责任编辑/梁 玲

复旦大学出版社有限公司出版发行
上海市国权路 579 号 邮编:200433
网址:fupnet@ fudanpress. com http://www. fudanpress. com
门市零售:86-21-65642857 团体订购:86-21-65118853
外埠邮购:86-21-65109143 出版部电话:86-21-65642845
浙江新华数码印务有限公司

开本 890×1240 1/24 印张 5.25 字数 87 千
2017 年 10 月第 1 版第 1 次印刷

ISBN 978-7-309-13280-9/R·1641
定价:15.00 元